KB136673

마음이 나으면 암도 낫는다

이 도서의 국립중앙도서관 출판예정도서목록(CIP)은 서지정보유통지원시스템 홈페이지(http://seoji.nl.go.kr)와
국가자료공동목록시스템(http://www.nl.go.kr/kolisnet)에서 이용하실 수 있습니다.(CIP제어번호: CIP2014027915)

마음이 나으면 암도 낫는다

초판 1쇄 인쇄 | 2014년 10월 3일
초판 1쇄 발행 | 2014년 10월 20일

지은이 | 김순임
펴낸이 | 이기동
편집주간 | 권기숙
마케팅 | 유민호 이동호
주소 | 서울특별시 성동구 아차산로 7길 15-1 효정빌딩 4층
이메일 | previewbooks@naver.com
블로그 | http://blog.naver.com/previewbooks

전화 | 02)3409-4210
팩스 | 02)3409-4201
등록번호 | 제206-93-29887호

교열 | 임성옥
인쇄 | 상지사 P&B

ISBN 978-89-97201-18-1 03510

ⓒ김순임 도서출판 프리뷰 2014
저작권에 의해 보호받는 저작물이므로 무단전재와 복제를 금합니다.

잘못된 책은 구입하신 서점에서 바꿔드립니다.
책값은 뒤표지에 있습니다.

20년간 암 환자와 함께한
김순임 원장의 암을 이기는 이야기

마음이 나으면 암도 낫는다

김순임 지음

도서
출판 프리뷰

글 싣 는 순 서

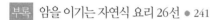

우리 몸이 가진 놀라운 자연치유력

자신도 모르는 사이에 암 환자가 되어 실의에 빠진 이들과 함께 울고 웃으며 생활한 지도 어느덧 20년이 다 되었다. 그동안 참으로 많은 암 환자들을 만났으며, 그 가운데 많은 사람들이 나아서 건강한 삶을 누리게 되었는가 하면, 병마에 굴복해 안타까운 죽음을 맞이하기도 했다.

그 많은 환자들을 지켜보면서 암은 우연히 걸리는 것도 아니고, 우연히 낫지도 않는다는 사실을 알게 되었다. 세상에 우연하게 일어나는 일은 없다고 나는 믿는다. 자신도 모르는 사이에 수많은 요인들이 모여서 암이라는 결과로 나타나는 것일 뿐이다.

작은 불씨가 조건이 맞으면 큰 불로 타오르듯이 우리 몸에 내장되어 있는 자생력도 조건만 맞으면 활활 타올라 우리를 질병의 터널에서 완전히 벗어나게 할 수 있다. 자생력이 원하는 최적의 조건은 자연으로 돌아가는 것이다. 원래 인간은 모두가 자연인이었다. 본래 있던 그 자연인의 자리에 우리 몸을 돌려놓으면 몸이 스스로 알아서 병을 치료해 주는 것이 바로 자생력이다.

암세포가 아무리 위력적이라 해도 우리 몸이 가진 정상적인 면역세포가 더 강하다. 우리 몸안에 아무리 비정상적인 암세포가 많이 퍼져 있다 하더라도 그보다는 정상세포가 더 많다는 사실을 잊으면 안 된다. 그것은 바로 우리 몸속에 건강을 회복시킬 수 있는 자생력이 남아 있다는 말이다. 자연이 선사하는 음식으로 밥상을 차리고, 자연 속에서 사색하고 명상하면서 내면에 숨어 있는 '참 나'를 찾아내면 몸은 새털처럼 가벼워지고 진정으로 행복한 나로 다시 태어나게 된다.

건강을 포기하면서 추구하는 행복은 행복이 아니다. 부와 명예에 대한 과도한 욕망이 건강을 해치고, 몸에 이롭지 않은 음식들이 질병을 불러온다. 인체에도 질서가 있고 리듬이 있으며, 그 질서가 무너지면 질병이 찾아온다. 반면에 질서가 바로서면 건강은 회복된다. 이것이 바로 자연치유의 기본원리이다. 나는 자연치유가 인위적으로 무엇을 하는 게 아니라, 우리 몸이 자연의 순리에 순응하는 과정에서 저절로 질병으로부터 회복되는 놀라운 힘이라고 생각한다.

아무리 과학이 발달해도 인체의 신비는 다 풀지 못한다. 우리가 자연치유를 통해 스스로 건강을 회복시키고 생명을 지켜나가는 힘도 과학으로 다 설명하지 못한다. 자연계에는 병원도 약국도 없다. 하지만 동물이나 식물이나 모두 스스로 가진 자생력에 의지하여 잘 살아가고 있다. 사람도 병이 나면 스스로 회복하는 힘을 갖고 있다. 치료라는 이름으로 우리 스스로 그 힘을 약화시키고 방해하지 않도록 주의해야 한다.

자연치유는 복잡하지도 어렵지도 않다. 우리 몸이 질병에서 벗어나려는 노력을 방해하지 말고, 스스로 회복하는 자생력을 도와주기만 한다면 인체는 놀라운 힘을 발휘하여 질병에서 거뜬히 벗어난다.

성경에서는 흙이 사람의 근원이라고 말한다. 굳이 성경 구절이 아니라도 흙의 기본원소와 사람의 기본원소는 거의 같다고 한다. 이렇듯 사람은 흙과 밀접한 관계를 갖고 있다. 우리가 흙과 가까운 생활을 하면 건강해지고, 흙과 멀어지면 그만큼 질병상태가 되는 것은 어찌 보면 당연한 이치다.

흙을 밟고, 흙집에 살면서, 흙이 생산한 식물을 직접 먹고 살면 그만큼 건강해지는 것은 흔들리지 않는 진리라고 나는 믿는다. 하지만 문명의 발달과 함께 인간은 점점 더 흙에서 멀어지게 되었고, 그로 인해 지구 전체가 거대한 병동으로 바뀌어 가고 있는 것이다.

과학문명의 발달로 아무리 생활이 편리하고 윤택해진다 해도 병에 걸리면 행복한 삶을 누리지 못한다. 그래서 현대인들은 자연의 위대함, 다시 말해 흙의 소중함을 깨닫고 흙과 가까워지려고 노력하고 있는 것이다. 실제로 우리 요양원에 온 환자들을 관찰한 결과 땅에서 기운이 솟아오르는 봄철에 산과 들로 다니면서 나물 캐고 산야초 뜯고 하면서 흙과 가까이 지내는 사람들은 그렇지 않은 사람들보다 치료경과가 훨씬 좋은 것으로 나타났다.

청소년, 특히 고등학생들이 폐결핵에 많이 걸린다는 통계는 그만큼 햇볕을 받으면서 흙에서 노는 시간이 부족하기 때문에 나타나는 결과이기도 하다. 농약과 화학비료로 산성화 된 땅이 아니라, 퇴비를 듬뿍 준 건강한 땅에서 생산된 식물을 먹고, 황토로 집을 짓고 살면 무너진 생체리듬이 회복되고 면역력이 향상되면서 치유가 빨라진다.

땅은 어머니 품안 같아서 우리가 제멋대로 살다가 지치고 병든 몸을 이끌고 돌아오면 구차한 변명 들으려 하지 않고, 아무 조건 없이 포근히 안아 주고 쓰다듬어 준다. 그렇게 해서 땅은 우리를 예전의 활기차고 씩씩한 모습으로 되돌려 준다.

많은 환자들이 이 책을 통해 자신이 알지 못하는 사이에 암 환자가 된 까닭이 무엇이며, 나을 수 있는 근거는 또한 무엇인지에 대한 답을 얻을 수 있기를 바란다. 그 답이란 한 마디로 말하면 바로 우리 몸이 가지고 있는 자생력이다. 자생력을 잃으면 환자가 되고, 잃었던 자생력을 회복하면 건강한 사람으로 돌아오는 것이다.

내 가슴 속에는 죽어가던 암 환자가 기적처럼 살아난 이야기들이 수 백 권의 책이 되고도 남을 만큼 담겨져 있다. '구슬이 서 말이라도 꿰어야 보배'라는 말이 있듯이 이 책을 쓸 수 있게 격려해 주고 조언해 주신 많은 분들께 진심으로 감사드린다. 함께 생활하는 많은 환우들이 모두 건강을 되찾아 사랑하는 가족의 품으로 돌아가는 날이 하루 빨리 오기를 빈다.

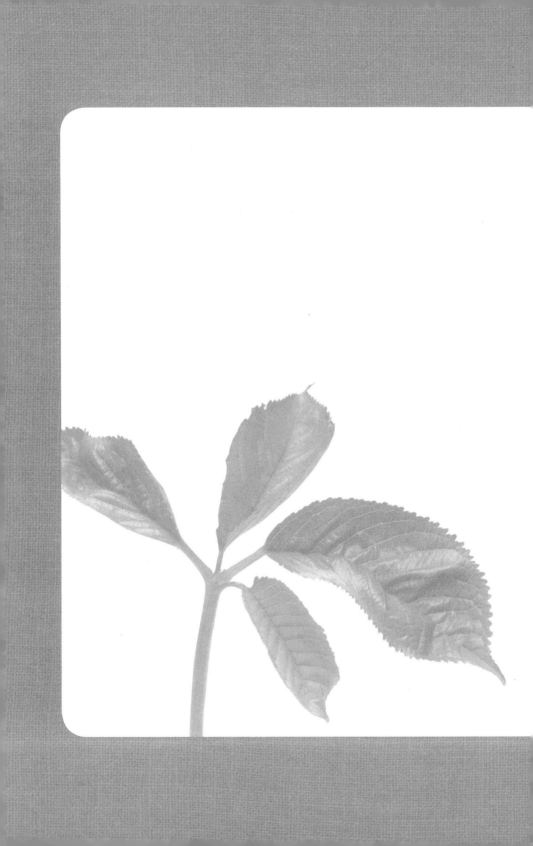

암은이럴때 생긴다

1 인체의 항상성이 깨어지면 암이 생긴다

항상성이 유지된다는 것은 우리 몸의 신체리듬이 일정하게 유지되고 왕성한 생명활동이 지속되는 상태를 말한다. 생체에는 주기적으로 일정한 리듬이 있으며, 건강은 그 일정한 생활리듬에 의해 유지된다. 생체리듬이 일정한 것은 우리 몸이 건강하다는 증거이며, 병이 난다는 것은 우리 몸의 항상성이 깨어지고 생활리듬이 정상에서 벗어났다는 것을 의미한다.

사람의 두뇌는 우리 몸안에서 이루어지는 모든 활동뿐만 아니라 음식물의 섭취, 배설, 외부로부터의 위험에 대해서도 방어기능과 조절기능을 해서 그 기능이 항상 일정하게 유지되도록 한다. 이와 같은 항상성이 깨지면 우리 몸은 질병상태가 되어 제 기능을 못하게 된다. 항상성의 여러 가지 요건들 가운데 한 가지만 깨어져도 우리 몸은 병적인 상태에 놓이게 된다.

운동이나 활동량이 부족하거나 과로했을 때, 신체의 특정 부위만을 장기간 무리하게 사용했을 때, 오랜 기간 동안 밤잠을 늦게 자거나 계속해서 수면이 부족할 때, 과도한 스트레스를 오래 겪거나, 갑자기 큰 충격을 받았을 때 이러한 항상성이 깨어지게 된다.

그러나 우리 몸의 항상성이 하루아침에 깨어지지는 않는다. 한두 번 음식을 잘못 먹거나 하루 이틀 무리하고 밤잠을 설쳤다고 해서 항상성이 깨어지는 것은 아니라는 말이다. 하지만 장기간 계속해서 생체리듬에 맞지 않는 생활을 하고, 과도한 스트레스에 노출된다면 우리 몸은 결국 견디지 못하고 질병에 굴복하고 만다.

다행히 우리 인체는 놀라운 자생력을 갖고 있어 병적인 상태가 되었다고 하더라도 잘못된 생활습관을 고치면 다시 원래의 항상성이 회복되면서 건강을 되찾을 수 있게 된다. 우리 몸의 항상성을 무너뜨리는 주범으로는 다음과 같은 요인을 들 수 있다.

체온조절 실패

우리 몸은 전체적으로 혹은 부분적으로 일정한 체온이 유지되어야 한다. 낮에는 36.5도, 밤에는 활동하지 않고 쉬기 때문에 에너지가 발생하지 않아 체온이 낮보다 조금 낮아진다. 체온이 정상보다 떨어지게 되면 우리 몸은 추위를 느끼고 보온을 하려고 하고, 체온이 높아지면 시원하게 하여 항상 일정한 체온을 유지하려고 한다.

햇볕이 부족하거나 지나친 상태가 오래갔을 때, 지나치게 춥거나 더울 때, 너무 차거나 뜨거운 음식을 장기간 섭취하면 체온관리에 문제가 생겨서 체온이 정상 이하로 떨어지거나 높아지게 된다. 그러면 우리 몸은 균형이 무너지며 위험에 처하게 된다.

맑은 혈액 공급 실패

인체가 생명을 유지하려면 에너지를 만들어야 하고, 에너지를 발산하기 위해서는 산소가 필요하다. 에너지를 낸 다음에는 탄산가스가 노폐물로 생기게 되는데, 인체는 항상 호흡을 통해 노폐물로 생기는 탄산가스를 산소로 바꾸어 주어야 한다.

하지만 탁한 공기를 오래 마시거나 산소가 부족한 곳에서 오래 생활하면 순환기는 산소가 풍부한 깨끗한 피를 신체 각 조직에 보낼 수 없게 된다. 알레르기 증후군은 이와 같은 공기오염의 영향을 크게 받는 대표적인 질병 가운데 하나이며 몸의 면역력을 약화시키는 주범이다.

산과 알칼리의 불균형

우리 몸은 항상 pH 7.35의 약알칼리 상태를 유지하고 있다. 이 상태를 벗어나서 산성이나 알칼리성으로 기울어지면 생체 대사과정에 큰 영향을 미치게 되고, 그러한 불균형 상태가 오래 지속되면 병적인 상태로 진행되기 쉽다.

우리 몸이 필요로 하는 물이 장기간 부족하거나 오염된 물을 마셨

을 때, 자극적인 기호식품과 약을 지나치게 복용할 때, 화학물질이
첨가된 식품을 장기간 섭취하거나 비타민과 무기질이 부족한 식품
을 장기간 섭취할 때, 우리 인체는 산과 알칼리의 균형이 깨어져 암
을 비롯한 여러 가지 질병이 찾아오게 된다.

비정상적인 혈압과 혈류

정상인의 혈압은 최대혈압 139mmHg 이하, 최소혈압 89mmHg
이하를 유지한다. 이보다 높으면 고혈압이고 낮으면 저혈압이 되어
병적인 상태가 되어서 우리 몸은 고통을 당하게 된다. 그리고 피는
항상 맑아야 하며, 일정한 양의 피가 순환되는데 문제가 없어야 한
다. 기름진 음식을 즐기면 피가 탁해져 병에 걸리기 쉬워지며, 무절
제한 식생활 습관은 혈액순환에 장애를 초래한다.

혈당량 조절 실패

정상인의 혈당은 100mg/dl 내외이며, 이보다 많으면 몸에 저장
되고, 모자라면 몸에 저장된 것을 방출하고 분해해서 항상 일정량이
유지되도록 한다. 혈당이 정상으로 유지되려면 섭취한 양과 방출하
는 양의 균형이 잘 맞아야 한다. 이를 위해서는 절도 있는 식생활이
무엇보다도 중요하다. 과식이나 빈식, 폭식을 하고 간식을 지나치게
하는 등의 무절제한 식생활 습관은 위장을 혹사시키며, 췌장에도 문
제를 일으켜 인슐린 분비에 이상이 오게 된다.

체액농도 조절 실패

체액은 혈액의 형태로 항상 일정량이 우리 몸안에서 순환되고 있다. 체액이 부족하면 인체는 갈증을 느끼게 되어 물을 마셔서 항상성이 유지되도록 한다. 그리고 체액이 너무 많으면 소변으로 배설해서 조절한다. 혈액의 농도가 짙으면 노폐물 농도도 짙게 되어 중추신경을 자극하여 두통, 현기증 등을 유발한다. 이런 상태가 지속되면 신석증, 요석증, 통풍, 담석증, 암 같은 질병을 유발하게 되는 것이다. 피를 맑게 하려면 인체가 필요로 하는 양만큼의 깨끗하고 오염되지 않은 물을 충분히 마셔 주어야 한다.

호르몬 분비 이상

인체기능을 조절하는 호르몬이 적절하게 분비되지 않으면 회복하기 어려운 여러 가지 병적인 상태에 놓일 수 있다. 갑상선 호르몬 분비 이상으로 오는 갑상선 기능 항진증과 저하증, 인슐린 분비 이상으로 오는 당뇨병, 성장 호르몬 이상으로 인한 기형적 성장 등 호르몬 분비의 이상은 많은 질병의 원인이 된다.

면역체계 유지 실패

인체의 자체방어기능 가운데 하나인 항체와 체내에 침입한 병균을 잡아먹는 백혈구의 수는 병균이 침입하거나 질병에 걸리더라도 이에 저항할 수 있도록 생성되고 조절된다. 영양섭취를 균형 있게 하고 절도 있는 생활을 하면 우리 몸은 자신의 방어기전에 힘입어

건강을 유지할 수 있다. 그렇지 못하고 무절제한 생활습관을 갖게
되면 면역체계가 무너져 질병을 불러들이는 결과를 낳는다.

적혈구 조절 실패

적혈구는 우리 몸안에서 산소를 운반하며 필요로 하는 산소량에
맞춰 적혈구의 수와 양이 적절한 수준으로 조절된다. 우리 몸이 필
요로 하는 산소는 적혈구에 실려서 인체 구석구석까지 운반된다. 우
리 몸에서 필요로 하는 산소의 양은 인체의 활동량과 운동량에 따라
적절히 조절되는데, 신선한 공기를 충분히 마셔주면 적혈구가 생성
되는데 도움이 된다.

과로 누적

우리 몸은 과도한 활동을 하고 나면 필요한 휴식을 취해서 그 기
능을 회복시켜 주어야 한다. 그렇지 않고 과로가 누적되면 만병의
근원이 될 수 있다. 피로감을 느끼면서도 휴식을 취하지 않고 각성
제나 커피, 술 같은 기호식품을 먹으면서 무리하게 활동을 계속하는
것은 건강에 매우 좋지 않다. 피로할 때는 충분히 쉬면서 심신을 이
완해 주어야 하고, 이러한 재충전을 통해서 더 많은 일을 할 수 있는
에너지를 회복할 수 있게 되는 것이다.

2 암이 발견되기 전에 나타나는 일반적인 증상들

　암은 하루아침에 생기는 병이 아니다. 10년 혹은 20년 동안 우리 몸안에 잠복하고 있다가 한계점에 다다르면 여러 가지 증상으로 나타나게 된다. 따라서 자신의 몸에서 나타나는 여러 가지 변화를 세심하게 살펴보면 큰 병으로 발전하기 전에 미리 예방할 수 있다.

　암은 종류에 따라 자각증상이 서로 다르다. 특히 폐암이나 간암의 경우는 초기에 통증이 없는 경우가 많기 때문에 발견될 때는 대부분 말기 암이라고 볼 수 있다.

　암은 그 진행된 정도에 따라 크게 1기, 2기, 3기, 4기로 나누고 4기가 되면 말기 암이라고 한다. 암이 초기에 발견되면 다른 곳으로 전이되기 전에 그 부위를 수술로 완전히 제거해 버릴 수 있으나, 말기에 발견되면 이미 다른 장기로 전이되고 난 다음이라 수술이 불가능하고 약물치료와 방사선치료, 화학 항암치료에 의존하게 된다.

문제는 무리한 항암치료를 하는 과정에서 우리 몸의 정상세포와 건강한 면역기능 세포들까지 함께 파괴된다는 점이다. 그렇게 되면 상대적으로 생존력이 강한 암세포들이 다시 자라서 커지고, 결국에는 억제할 수 없을 정도가 되고 만다.

아직 정상세포를 손상하지 않고 암세포만 완전히 죽이는 치료약은 개발되지 않았다. 암세포를 퇴치할 수 있는 힘을 가진 것은 오직 우리 몸의 면역세포뿐이다. 암이 생겼다가 자연적으로 낫는 경우가 있는 것은 우리 몸안에 자가치유력인 면역력이 있기 때문에 가능한 일이다. 특히 T세포는 면역세포의 사령관 역할을 하면서 밖에서 들

✔ **조기에 감지할 수 있는 암의 여러 증상들**

- 상복부의 불쾌감이 지속되고, 식욕부진, 소화불량이 계속된다. **(위암)**
- 상복부의 둔통, 체중감소와 식욕부진, 황달, 복수가 지속된다. **(간암)**
- 마른기침이 계속 나오고 가래에 피가 섞여 나온다. **(폐암)**
- 이상 분비물이 나오고 비정상적인 출혈이 있다. **(자궁경부암)**
- 통증이 없는 혹 덩어리가 감지되고 젖꼭지에 출혈이 있다. **(유방암)**
- 대변에 점액이나 피가 섞여 나오고 배변습관에 변화 **(대장암, 직장암)**
- 만성궤양, 검은 점이 더 까매지고 커지며 출혈이 심하다. **(설암, 피부암)**
- 혈뇨나 배뇨불편이 계속된다. **(비뇨기암)**
- 쉰 목소리가 계속된다. **(후두암)**
- 가려움증이나 이유 없는 피로감이 지속되는 등의 경고증상이 나타난다.

어온 세균과 바이러스, 돌연변이 세포나 이물질을 공격하여 죽인다.

치료가 잘 안 되는 기능성 질환의 대부분이 T세포와 관련이 있으며, 면역기능이 감소되는 것은 T세포의 숫자가 줄고 활동력이 약해지거나 수명이 짧아져서 비정상 세포를 죽이지 못하기 때문이다.

위에서 살펴본 여러 증상들 외에도 평소와 달리 체중의 변화가 감지되거나 대소변 습관의 변화, 식욕이나 소화능력의 변화 등이 감지될 때는 망설이지 말고 검사를 받는 것이 안전하다. 다음은 우리가 미리 관심을 기울여야 할 우리 몸의 이상 증상들이다.

✔ 주의를 요하는 우리 몸의 이상증세들

- 근육통, 관절통, 요통이 자주 있다.
- 변비, 설사, 악취 나는 변이 계속된다.
- 피부 트러블이 심하고 여드름, 뾰루지 등이 잘 생긴다.
- 가슴앓이(위에서 식도의 상복부 및 인후 부근에 고열이 나거나 송곳으로 찌르듯이 아픈 증세)가 있고 잘 체하며 트림이 잦다.
- 기분이 자주 가라앉고 우울증 기미가 있다.
- 집중력이 떨어지고 쉽게 초조해진다.
- 식품 알레르기, 아토피, 천식 등의 지병이 있다.
- 냉증, 식욕부진, 구토, 위통
- 눈이 피곤하고 침침하다.
- 머리카락이 잘 빠지고 가늘어진다.
- 화를 자주 냄
- 피로감과 현기증이 잦다.
- 저림 증상이 잦다.
- 두통, 불면
- 기미나 주름, 체중변화가 심하다.
- 잘 붓는다.
- 귀울림(이명)이 잦다.

---

3 암은 고치지 못하는 병이 아니다

　암은 복잡 다양한 원인과 경로를 거쳐서 진행된다. 이와 마찬가지로 암의 회복과정 역시 이런 사람은 성공하고 저런 사람은 실패한다고 단정적으로 말할 수 있는 공식은 없다. 그렇지만 분명히 몇 가지 공통점은 있다. 우선 유념해야 할 것은 암이 어느 정도 진행되었는가 하는 것이 투병의 성공 여부를 결정짓는 절대적인 척도는 아니라는 점이다.

　병원에서 치료가 불가능하다고 할 정도로 암이 진행된 환자가 회복된 경우도 많고, 여명이 얼마 남지 않았다는 사람이 멀쩡하게 살아난 경우도 많이 있다. 반면에 초기라고 가볍게 생각했던 사람이 급속히 악화되어 실패하는 경우도 얼마든지 있다. 그래서 나는 암 투병의 성공과 실패는 암의 진행 정도에 좌우되기보다는 투병하는 자세에 달려 있다고 말한다.

암은 재수가 없어서 걸리는 병이 아니다. 원인이 분명히 있지만 그 원인이라는 것이 하도 복합적이고 다양해서 한 가지로 딱 집어 말할 수 없다. 그러나 암에 걸리는 원인이 무엇인지 전혀 감을 잡을 수 없는 것도 아니어서 본인 스스로 이미 알고 있거나 짐작이 가는 원인이 몇 가지 있게 마련이다. 이런 경우 먼저 그러한 원인부터 찾아내 해결하는 것이 무엇보다 중요하다.

그 원인이 차지하는 비중이 너무 커서 환자 자신의 힘만으로 해결하지 못하는 경우도 있겠지만 실상을 알고 보면 사소한 것들이 더 많다. 원인이 무엇인지 알면서도 자신의 욕망 때문에 그 끈을 놓지 못하고, 암에 걸리고 나서도 오히려 그 욕망이 더 강해지고 더 갈구하는 안타까운 모습을 종종 보게 된다.

그 대표적인 예가 식습관인데, 암에 걸리고 나서도 언제쯤이면 병이 나아 옛날에 그 즐겨 먹던 음식들을 다시 먹을 수 있을까 하는데만 관심이 집중되어 있는 환자들이 많다. 암 투병을 위해 자연건강식을 시작하고서도 그것이 우리 몸에 얼마나 좋고 사람을 행복하게 해주는 식생활인지 그 진가를 깨닫지 못한다는 말이다.

바쁜 도시생활과 팍팍한 인심이 암의 원인이었다면 왜 그런 생활에 대한 미련을 과감하게 버리지 못하는지 모르겠다. 병에 걸리게 된 원인이 무엇인지 스스로 알게 되었다면 과감하게 그것을 버리는 용기와 결단이 필요하다.

자신의 상태를 인정하지 않으려는 환자도 뜻밖에 많다. 스스로 자신이 암 환자라는 사실을 인정하기 싫어할 뿐 아니라 남이 그런 사실을 아는 것조차 꺼리는 경우가 종종 있다. 이것은 투병에 대단히 불리한 태도이다. 이런 심리는 무의식적으로 권선징악적인 사고에서 비롯되는 경우가 많은데, 하지만 암은 환자 개인이 잘못을 저질러서 벌을 받는 것이 절대로 아니다.

암 환자들 가운데는 지나친 완벽주의자나 도덕군자들이 많아서 자기가 받는 스트레스를 다른 사람들에게 전가하지 않고 자기 자신에게만 쏟아 부은 것이 암이라는 결과물로 나타난 경우가 많다. 그렇기 때문에 긴장을 풀고, 어려운 일을 만나면 주변 사람들에게 도움을 청하고 스스로 편안한 마음을 가지려고 하는 자세가 중요하다.

지나치게 암을 의식하거나 전전긍긍하는 태도, 회피하거나 무시하는 태도는 암을 이기는데 도움이 되지 않는다. 결과가 어떻게 될 것인지에 대한 두려움을 버리고, 암에 걸렸다는 현실을 인정하고 받아들인 다음 주어진 여건에서 최선을 다하는 것이 무엇보다도 바람직한 투병자세이다.

암을 이기는
건강법칙

1 자생력이
암을 이긴다

우리 몸에 있는 면역세포는 외부의 침입자를 통제하고 방어하는 기능과 내부에서 생긴 이상 세포를 없애는 기능을 모두 갖고 있다. 그런데 우리 몸이 유전자에 입력된 설계도에 따라 제대로 움직이고 유지되지 않게 되면 유전자변이가 일어나 병에 걸리는 것이다. 하지만 변이를 일으킨 유전자라고 해도 스스로 복원할 수 있는 능력을 갖고 있는데, 이것이 바로 자생력이다.

면역력, 자생력, 저항력 등은 죽음에 이르게 하는 질병의 세력으로부터 우리를 지켜주는 생명의 힘이다. 따라서 사람이 죽고 사는 문제는 어떤 병에 걸렸는가에 달린 것이 아니라, 그 사람이 지니고 있는 면역력이 얼마나 강한가에 달려 있다고 할 수 있다.

독감이 유행해도 식구 중에 독감에 걸리는 사람이 있고 걸리지 않는 사람이 있다. 그리고 독감에 걸렸다 해도 오래 고생하는 사람이 있는가 하면 쉽게 거뜬히 낫는 사람도 있다. 마찬가지로 암에 걸려도 면역력이 강하면 살고 면역력이 약하면 죽는다.

일반적으로 투병생활이라고 하면 질병상태에서 벗어나는 것을 최우선 목적으로 정하고 병과 싸우는 것이다. 하지만 맞서 싸우려고 들면 더 독해지고 강해지는 게 바로 암이다. 암은 우리 몸의 외부와 내부에서 가해지는 과도한 자극에 대해 세포가 살아남기 위해 사력을 다해 반응을 보인 결과물이라고 할 수 있다. 다시 말해 암세포는 정상적인 세포는 견디지 못하는 자극에도 견뎌 낼 수 있을 뿐 아니라, 아예 자극 자체를 생존의 수단으로 삼는 돌연변이 세포이다.

따라서 암과 무작정 싸우려 들기보다는 깨어진 생체리듬을 바로잡는 생활을 하면 항상성을 회복하는데 도움이 된다. 항상성이 회복되면 정상적인 면역세포가 활동을 강화하게 되어 돌연변이된 세포를 처리할 것은 처리하고, 설득할 것은 설득해서 모두 정상 세포로 살아가도록 이끌 수 있게 된다.

암 환자의 암세포를 건강한 사람의 몸에 이식해도 그 건강한 사람은 암에 걸리지 않는다고 한다. 면역력만 강하면 설사 암세포가 몸 안에 들어와도 쉽게 물리칠 수 있다는 말이다. 암 환자가 암세포를 쉽게 제어하지 못하는 주된 이유는 환자의 몸이 암세포가 쉽게 만들어지고 성장하는 환경으로 변했기 때문이다.

강력한 항암제나 방사선 치료는 일시적으로 암의 성장을 늦출 수는 있으나 우리 몸의 면역력을 떨어뜨리는 부작용이 있다. 따라서 신중을 기해서 꼭 필요한 경우에만 하도록 해야 한다. 우리 몸의 면역력이 가장 좋아하는 환경은 자연적인 상태이다.

암에 걸렸다 해도 건강한 생활리듬을 찾고 인체의 항상성을 유지해 주면 면역세포가 빠르게 성장하여 암세포들을 없애 줄 것이다. 그렇게 되기 위해서는 정신적으로 조화롭고 육체적으로 치우침이 없는 환경, 즉 면역세포가 힘을 얻고 그 활동을 강화할 수 있는 조건을 만들어 주는 것이 중요하다.

면역력은 물질보다 정신력에 더 영향을 받는다고 한다. 정신력으로 암을 이겨낸 사례는 너무도 많다. 기적이라고 말할 수밖에 없을 정도로 놀라운 사례들을 나는 숱하게 목격했다. 하지만 그것은 결코 기적이나 우연이라고 부를 일이 아니다. 나는 지푸라기라도 잡고 싶은 심정으로 요양원으로 찾아온 환자들의 모습이 너무도 안타까워서 좋다는 방법은 다 사용하여 관장시키고, 생즙 짜 먹이고, 저염식시키고, 숯찜질, 소금찜질 하고 뜸뜨고, 심지어는 지렁이찜질까지 별별 요법을 다 써보았다.

환자들이 기적같이 나은 것은 서로 헌신하고 사랑하는 가운데서 신뢰와 사랑이 충만하고, 그 사랑이 감동으로 이어져서 나을 수 있다는 희망과 기쁨으로 변했기 때문이다. 정신적으로 기쁘고 만족한 상태가 되면서 치료제가 되는 좋은 호르몬들이 쏟아져 나와서 환자 몸의 면역력이 강해진 덕분이다.

2 암을 이기는 8가지 건강법칙

우주의 질서가 깨어지면 재앙이 오듯이 인체의 생체리듬이 깨어지면 질병이 온다. 다음의 8가지 건강법칙을 잘 지키면 암을 비롯해 여러 가지 질병의 예방과 회복에 크게 도움이 될 것이다. 이 건강법칙은 영양 nutrition, 운동 exercise, 물 water, 햇볕 sunlight, 절제 temperance, 신선한 공기 air, 휴식 rest, 정신건강 trust의 8가지 주요 요소로 구성되어 있다.

이 건강법칙은 뉴스타트 NEWSTART건강법이라는 이름으로 이미 국내에 많이 알려져 있다. 이 8가지 법칙 가운데서 특히 실천적인 면에서 매우 중요하다고 할 수 있는 균형 있는 영양식생활 nutrition 은 내가 20년 가까이 환자들과 생활하면서 완성된 형태의 식이요법으로 발전시켰다.

세계적인 노화학자인 유병팔 미국 텍사스주립대 의대 명예교수는 내가 완성시킨 이 자연식이요법을 '100년 앞선 식이요법'이라고 하며, 암 환자의 회복과 면역력 증진에 획기적인 도움이 될 것이라고 극찬했다.

(1) 균형 있는 영양식생활 Nutrition

- 올바른 식생활은 보약보다 낫다.
- 균형 있는 영양섭취가 좋은 식생활
- 주식은 잡곡과 통곡류 위주로
- 녹색이 짙은 채소를 싱겁게 많이 먹는다.
- 해초류를 자주 먹는다.
- 동물성 육류와 생선류는 삼간다.
- 간식은 과자나 사탕 대신 견과와 과일로
- 짜고 맵고 자극적인 것을 피하고, 싱겁고 담백하게
- 과식과 폭식, 간식을 피하고, 식사는 규칙적으로 때맞춰 한다.
- 우리 몸의 세포는 우리가 먹는 음식으로 만들어진다.

인류 문명의 발달사 가운데서 식생활 문화만큼 여러 경로를 거치면서 다양하고 빠르게 변천해 온 것도 드물 것이다. 모든 문명의 발달은 삶의 질을 높이는 수단이었고, 식생활 문화의 발달 역시 삶의 질을 높이는데 상당 부분 이바지한 게 사실이다.

하지만 현대 산업사회는 식생활 문화를 풍요롭게는 하였지만 풍요 속의 빈곤이라는 말처럼 영양의 과다와 불균형에서 오는 영양결핍이라는 기현상을 낳게 되었다. 앞으로 다가올지 모르는 병마를 미리 예방하고, 보다 행복하고 만족스러운 삶을 위해서 현재 자신의 식생활 습관을 한 번쯤 점검하고 되돌아보는 것이 필요하다.

아프지 않고 오래 살기 위해서는 우리 몸이 원하는 것을 필요한 시간에 필요한 만큼만 먹어 주어야 하는데, 식욕을 좇아서, 혹은 기분에 따라서 먹다 보니 몸이 꼭 필요한 것은 채우지 못하고, 불필요한 것은 너무 많이 섭취해서 독이 되고 있다. 아무리 필요한 영양소라 할지라도 어떤 것은 넘쳐나고 어떤 것은 모자라는 영양 불균형 상태가 장기간 지속되면 결국 우리 몸은 생체리듬이 깨져 질병 상태가 되는 것이다.

간혹 몸에 좋은 음식이나 몸이 필요로 하는 먹거리는 맛이 없어서 먹는 즐거움을 떨어뜨린다는 오해와 편견이 있지만 사실은 그렇지가 않다. 몸에 좋은 음식이라고 하니까 많이 먹어야 좋은 줄 알고 무조건 많이 먹으려고 하는 경우도 있다. 하지만 넘치는 것은 모자라는 것보다 못하다는 말처럼 아무리 좋은 음식도 과하면 독이 된다.

대체요법 중에는 단식과 금식요법도 있는데 이것도 상당한 이론적인 근거가 있으며 적절히 잘 활용하면 효과를 볼 수 있다. 우리 요양원에서도 과체중이면서 암이 활성화 되어 있는 사람에게는 일시적으로 생즙이나 과일만 먹게 하는 단식요법을 시키는 경우가 있다. 하지만 단식은 환자의 체력에 맞게 단기간 해야지 자칫 잘못하거나 장기간 하면 부작용이 생길 수도 있다. 환자들이 책에서 본 것만 믿고 툭하면 금식을 해서 회복불능 상태가 되는 경우도 많이 보았다. 빈식은 과식보다 더 위험하다. 기분이 내키거나 입에 맞는 음식이 있으면 한꺼번에 잔뜩 먹고, 지난번에 많이 먹었으니 이제는 안 먹어도 되겠거니 하면서 먹지 않는 경우도 해롭다. 자신의 식생활 습관은 어느 경우에 해당되는지 잘 살펴보고 주의한다면 투병에 큰 도움이 될 것이다.

우리 몸이 필요로 하는 영양소를 골고루 섭취하는 것이 건강을 지키는 지름길이고, 영양소의 부분 과잉이나 부분 결핍은 해가 된다. 화학적 물질, 독성 물질, 유전자조작 식품의 섭취를 통한 영양 불균형은 암을 비롯한 각종 난치성 질병을 일으키는 원인이 된다.

암과 싸우는 면역물질, 즉 항체나 림프구들은 단백질을 원료로 하기 때문에 암 환자는 보통사람보다 더 많은 영양분을 필요로 한다. 그래서 암수술을 한 사람들이 종종 고단백질 식품인 흑염소나 개소주 등을 탕제원 같은 곳에서 달여서 먹는다. 하지만 이런 동물성 단백질은 모두 암을 죽이는데 쓰이거나 체력을 회복하는 데에만 쓰이는 게 아니라 암세포들이 세포분열을 하는 데에도 요긴하게 쓰인다는 사실을 유념해야 한다. 몸이 회복되는 속도보다 암세포가 더 빠르게 증식된다면 수술에서 회복된 지 얼마 되지 않아 암은 재발하고 만다.

그러면 어떻게 해야 우리의 체력이 암세포 증식 속도보다 더 빨리 회복되고, 암에게 가는 영양을 최소화 할 수 있을까? 암세포도 우리 몸의 일부이기 때문에 영양분이 아예 공급되지 않게 할 수는 없다.

우리 몸이 암세포가 좋아하는 환경이 된다면 영양분이 정상세포보다 암세포에게 우선적으로 공급될 수밖에 없다.

우리 몸을 암세포가 싫어하는 환경으로 만들기 위해서는 정상세포가 좋아하는 영양분은 최대로 공급하고, 암세포가 좋아하는 영양분은 극도로 자제하는 것이 필요하다. 암세포와 정상세포와의 싸움에서 정상세포가 이길 수 있도록 돕는 식생활을 하자는 것이다.

암은 우리 몸에서 생겨난 비정상적인 세포이다. 비정상적인 스트레스를 지속적으로 내 몸에 가하고, 암이 잘 자랄 수 있는 음식물을 적어도 5년 이상 꾸준히 먹어준 결과이다. 몸에 해로운 음식을 한번 먹는다고 곧바로 암에 걸리지 않는 것처럼, 몸에 좋은 음식도 한번 먹어서 병이 낫지는 않는다. 암 환자는 현대 식생활에서 결핍되기 쉬운 비타민, 무기질, 섬유질이 풍부하고 생리활성물질이 살아있는 자연식을 꾸준히 하는 것이 좋다.

자연식이란 생명 보존의 방법으로 씨를 맺는 채소와 씨 있는 열매 맺는 나무에서 얻은 먹거리를 말한다. 자연식이란 개념 속에는 인위적이 아니고, 동물과 식물을 포함해 자연생태계에서 얻을 수 있는 모든 먹거리를 지칭한다. 최근에는 식물의 생약성이 과학적으로 밝혀지고, 식이요법을 통해 질병회복에 많은 도움을 얻게 되면서 식품첨가물과 육식을 비롯한 가공식품을 제외한 채식 위주의 식단을 이르는 말로 쓰이고 있다.

사람의 몸은 원래 곡식, 채식, 과일을 주식으로 하여 생명을 유지할 수 있도록 설계되었다. 제철에 나는 식물을 인위적인 가공을 많이 하지 않고 충분히 먹어주면 우리 몸은 이들 영양소를 간에 저장해 두었다가 필요할 때마다 꺼내서 사용한다.

흰쌀, 흰밀가루, 흰설탕같이 비타민과 무기질이 깎여 나간 정제식품을 상식하면 비타민과 무기질이 부족하기 쉬우며, 반찬도 채소 위주가 아닌 생선이나 육류 위주로만 먹으면 단백질, 탄수화물, 지방 등을 지나치게 많이 섭취하게 된다. 그리고 비타민, 무기질, 섬유질 등 영양대사에 꼭 필요한 필수영양소는 상대적으로 결핍된다. 아울러 부분 과식과 부분 빈식으로 인한 대사장애를 겪게 되고, 그로 인해 암, 당뇨병, 고혈압 등 각종 만성 식원성 질병이 들어오는 대문을 활짝 열어 주게 된다.

식생활 불균형을 해결하기 위해 각종 비타민제와 건강기능식품을 섭취해 불안감을 해소하려고 해보지만, 이는 또 다른 불균형을 초래할 염려가 있다. 정제비타민은 종합비타민이라고 해도 많이 알려지고 효력 연구가 된 비타민만 종합적으로 생산되기 때문에 우리 몸에 필요한 성분을 골고루 공급할 수 없어서 과부족이 될 수밖에 없다. 지용성비타민 같은 경우는 많이 섭취할 경우 우리 몸에 오히려 독이 될 수 있다.

인체는 부족한 영양소가 있으면 그것을 스스로 합성하고, 과하면 배출하여 버리는 놀라운 기능을 갖고 있지만, 그 중에는 꼭 먹어 주어야만 채워지는 필수영양소가 있다. 대개 이런 필수영양소들은 적은 양이어서 소홀히 취급당할 수도 있으나, 인공위성이 사소한 작은 부품 하나의 결함 때문에 추락하듯이 살아 있는 섬세한 기계인 인체도 마찬가지다. 필수영양소 부족이 장기간 이어지면 인체는 결국 견디는 힘이 약해져서 생체리듬이 깨지고, 그 결과 암을 비롯한 각종 만성 질병에 걸리게 된다.

(2) 적당한 운동 Exercise

- 빨래, 청소 등 집안일을 많이 한다.
- 최소한 하루 3km 이상 걷는다.
- 운동을 하면 혈액순환이 잘 되어 영양공급과 노폐물 배설이 잘 되고, 몸에 생기가 돌며 스트레스 해소에 도움이 된다.
- 당뇨병, 동맥경화증, 고혈압, 심장병 등은 운동으로 예방과 치료가 된다.
- 폐결핵, 관절염, 심한 고혈압과 심장병 환자는 운동 전 전문의와 상담한다.

운동은 우리 몸의 생리기능이 총동원되는 종합적인 활동이다. 모든 기관이 적당히 활동하면 활력과 에너지가 생기는 반면, 제대로 움직이지 않으면 약해지고 둔해져서 질병이 오기 쉬운 상태가 된다.

환자라고 해서 침상에 누워만 있으면 병의 회복이 더디고, 정서적으로도 안정이 되지 못하고 신경이 예민해진다. 운동을 하지 않으면 음식물의 소화 흡수가 잘 되지 않아서 에너지가 부족해지고, 혈액순환이 원활하지 못해 말단 세포조직까지 산소와 영양소 공급이 잘 이루어지지 않는다.

혈액순환이 잘 되지 않으면 노폐물이 말단 세포조직에 쌓이게 되어 혈관이 막히고 노폐물의 배설이 원만하지 못해 암, 통풍, 요석증,

신경통, 기미, 만성두통, 습진, 두드러기, 알레르기를 비롯해 손발이 시리고 저리는 현상이 생기고 면역력이 약화된다.

반대로 운동을 너무 심하게 해도 좋지 않은 경우들이 있다. 간질 환은 간 조직이 손상되는 질병이므로 많이 움직이면 간으로 흐르는 혈액량이 줄어들어서 간 조직의 회복이 늦어진다. 누워 있을 때 간 으로 흐르는 혈액량이 100%라면 가만히 서 있을 때는 70~80%, 걸 을 때는 50%로 줄어든다. 과도한 운동을 하면 에너지 소모가 크다. 따라서 에너지 소모가 많이 되는 폐질환은 과도한 운동보다 산책이 나 심호흡을 많이 하는 게 좋다.

운동을 하면 얼굴이 붉어지고 체온이 올라간다. 이것은 우리 몸 구석구석에 혈액순환이 잘 된다는 것을 의미한다. 혈액순환을 잘 되 게 하는 것이 어쩌면 운동의 가장 큰 목표일지도 모르겠다. 운동은 심장박동을 빠르게 하고 심호흡수를 증가시켜 혈액순환을 잘 되게 한다. 살아 있는 세포는 모세혈관으로부터 산소와 영양분을 공급받 고 노폐물과 이산화탄소를 배출한다. 그렇기 때문에 혈액순환이 잘 되어야 세포가 자기 고유의 기능을 잘 수행하고 세포에 노폐물도 쌓 이지 않는다.

혈액순환은 림프관 순환과도 밀접한 연관이 있다. 림프관은 우리 몸의 각종 암세포와 세균 같은 항원과 싸우는 면역물질인 T림프구, B림프구, 백혈구들이 돌아다니는 관이다. 우리 몸 구석구석에 면역 물질이 활발하게 돌아다닐 때 우리 몸은 건강을 유지할 수 있다. 그 러기 위해서 운동을 규칙적으로 몸에 무리가 가지 않을 만큼 하는 게 대단히 중요하다.

가장 좋은 운동은 산책하고 마당 쓸고, 밭에 난 잡초 뽑고, 청소하는 것처럼 전신을 사용하는 유산소 운동이다. 아무리 좋은 것도 과하면 독이 되는 법이니 질병상태에 있는 환자들은 자신의 상태에 맞게 운동해야 한다. 적당한 운동은 하루에 3~4km정도 걷는 것이며, 7km가 넘으면 도리어 해가 된다는 연구결과도 있다. 환자들은 음이온이 많이 생기는 계곡과 숲속을 걷는 것이 좋으며, 숲속에서 걸을 때는 햇볕이 있을 때가 좋다.

 운동 하면 좋아지는 점들

- 근육을 발달시켜 혈액순환을 개선시키고 두뇌활동을 활발하게 하여 신진대사를 촉진시켜 준다.
- 호흡기계를 발육시켜 산소 흡입량을 늘려 혈액량이 늘게 하고 면역력을 높인다.
- 폐를 튼튼하게 하고 심장박동을 힘차게 해준다.
- 간, 신장, 대장 운동을 촉진해 배설을 수월하게 하고 노폐물을 청소해 피부를 맑게 한다.
- 신경을 발달시켜 기분을 상쾌하게 하며 동작을 민첩하게 한다.
- 소화력이 강해지고 불면증이 해소되며 신경이 안정된다.
- 심장을 튼튼히 하고, 크게 하여 맥박을 안정시켜 준다.
- 콜레스테롤이 혈관에 축적되는 것을 방지하고 골밀도를 높여 준다.

'몸을 움직이지 않으면 지적인 능력뿐 아니라 도덕적 능력까지 떨어진다.'는 말이 있다. 몸을 움직이지 않는 사람들에게는 만성적인 질병이 복합적으로 나타날 수 있다. 운동 부족이 되면 다음과 같은 좋지 않은 증상들이 나타난다.

✔ 운동을 하지 않아 생기는 증상들

- 신경이 항상 날카로우며, 이런 상태에서는 약효가 잘 듣지 않는다.
- 소화기 계통의 질병이 많아지고 소화불량, 만성변비, 위하수증이 나타난다. 음식을 소화시키지 못해 늘 머리가 무겁고 아프며 가슴이 답답하다. 위가 쓰리고 신물이 나며 트림이 자주 나고 졸리다. 장염이나 설사가 반복되며 약을 먹으면 잠간 좋아지다가 약을 중단하면 다시 악화되는 만성적인 상태가 된다.
- 운동을 하지 않고 물을 적게 마시며 식사를 불규칙적으로 하면 두통, 감기 몸살, 기침 등 자질구레한 질병이 떠나지 않는다.
- 골다공증 등으로 뼈에 무기질과 단백질이 감소되어 뼈가 부러지기 쉬우며 부러지면 잘 붙지 않는다.
- 근육이 위축되고 무력해지며 통증이 생기고 골격근조직이 약해진다. 관절의 유연성이 감소되어 움직일 때 통증이 나타난다.
- 심박동이 약해지고 혈액이 감소되어 심장병, 고혈압의 위험이 높아지며 노화가 촉진된다. 식욕대로 영양을 섭취하면서 운동을 안 하면 비만과 동시에 여러 가지 질병에 노출되기 쉽다. 결국 삶의 질이 떨어지고 수명이 단축될 위험성이 높다.

(3) 물을 충분히 마신다 Water

많은 이들이 물의 중요성을 알면서도 그 중요성을 피부로 느끼지는 못한다. 특히 병이 나기 전 건강한 상태에서는 물의 중요성을 대수롭지 않게 여기는 수가 많다. 우리 몸에서 물이 하는 역할은 셀 수

- 물은 우리 몸을 깨끗이 하는 청소제
- 하루에 필요로 하는 물의 양은 사람마다 정도의 차이가 있으나 2500~3000cc 정도
- 식사 때는 물을 피하고, 식후 두 시간 뒤, 식전 30분 전까지 두세 컵씩 하루에 8~10번 정도 마신다.
- 아침에 일어나면 공복에 한두 컵, 잠자기 전에는 수면에 방해되지 않을 정도로
- 마시는 물의 적당한 온도는 섭씨 5~35도. 너무 차거나 뜨거우면 위점막에 손상을 준다.
- 소변색이 물색이면 몸이 깨끗하다는 증거
- 물을 많이 마셔 피가 깨끗하면 만병을 예방할 수 있다.

없을 정도로 많다. 이렇게 중요한 물을 충분히 마시지 않는다면 그만큼 손해를 보는 것이다.

물을 적절하게 잘 마셔 주면 질병의 예방과 회복에 큰 도움이 된다. 우리 몸은 60~70%가 물로 구성되어 있으며 물 없이는 살 수 없다. 우리 몸은 약 60조 개에 달하는 세포로 구성되어 있는데, 각 세포는 물에 떠 있으며 개개의 세포 또한 물로 채워져 있다. 물은 신체 기관과 관절 사이, 관절과 관절 사이에 윤활유 역할을 하여 관절과 뼈, 근육섬유, 지방세포의 손상을 방지해 준다. 인체 내의 모든 공간도 약간의 물로 채워져서 장기와 장기 사이, 조직과 조직 사이의 마찰로 인한 손상을 방지해 준다.

물을 마시면 식도와 위, 소장을 거쳐 대장에서 흡수되며, 혈액을 통해 각 신체조직에 공급되고 순환되면서 축적된 노폐물을 소변이

나 땀의 형태로 피부를 통해 밖으로 내보낸다.

순수한 물을 많이 마시면 인체 내부가 깨끗이 청소되어 기능이 증진된다. 피가 맑으면 영양공급이 잘 되고 저항력이 높아진다. 한마디로 우리 몸도 수입과 지출의 균형이 잘 맞아야 건강한 상태를 유지할 수 있는 것이다.

물도 하루 적정 소모량이 있으며, 소모량이 매일 부족함이 없도록 채워져야 물 부족으로 인한 질병에 걸리지 않는다. 개인의 상태와 계절에 따라서 약간의 차이가 있으나 평균적으로 우리 몸이 하루에 사용하는 양은 2500~3000cc이다. 그 가운데 절반 정도는 음식을 통해서 섭취하며 나머지는 맹물로 마셔 주어야 된다. 음식 먹을 때 물을 함께 마시면 소화액이 희석되어 소화에 지장을 초래하므로 물은 식사시간을 피해 식후 두 시간 뒤부터 식전 30분 전 사이에 마시는 것이 좋다.

우리 몸에 물이 지속적으로 부족하면 세포핵 내의 DNA 손상, 세포수용체 이상, 호르몬 조절체계의 균형이 깨어지며, 이상 세포에 대한 자각능력 부족 등으로 인해 암을 비롯한 여러 가지 질병에 걸리는 원인이 된다.

그렇다면 음료수도 물이고 술도 물이라고 생각하면 될까? 음료수에 포함된 화학물질과 술의 주성분인 알코올을 분해하기 위해서는 오히려 더 많은 물이 필요하게 된다. 따라서 술이나 음료수를 마시면 탈수현상을 가중시키는 결과가 된다. 몸이 원하는 물은 불순물 없이 순수하고 깨끗한 물이다. 과일이나 음식에 포함된 수분은 체내

✔ 물의 역할과 기능

- 물은 몸을 구성하는 성분 중 가장 많은 양을 차지하고 체온을 일정하게 유지시켜 준다.
- DNA 손상을 예방하고 고쳐 주며 변형을 줄여 준다.
- 섭취한 음식물을 잘게 부수고 비타민, 무기질을 용해시키며 음식물의 소화와 대사에 중요한 역할을 한다.
- 세포에 산소를 운반하며 배기가스를 수거하여 폐로 보내 처리한다.
- 체내에서 나온 노폐물을 간과 신장으로 보내 처리한다.
- 관절 간극에 윤활유 역할을 하며 관절염과 요통을 예방한다.
- 척추 디스크 환자에게 충격흡수 완충제 역할을 하며, 배변을 원활히 해주고, 심장마비와 뇌졸중의 위험을 줄여주며, 심장동맥과 뇌동맥에 폐색이 생기는 것을 막아 준다.
- 뇌의 모든 기능에 관여하며 호르몬 생성과 분비에 직접 관여한다.
- 정신작용에 관여하며 수면과 피로회복에 도움을 준다.
- 감염과 암세포에 대항할 수 있도록 신체 각 부분에서 면역체계의 효능을 높이는데 중요한 역할을 한다.
- 노화방지와 피부에 탄력을 준다.

에서 물로 흡수되어 물의 역할을 한다.

하루에 필요한 양의 물을 충분히 마시지 않으면 신경이 예민하고 날카로워져서 대인관계가 원만치 못하고 생체리듬도 원활치 못하여 투병에 불리하다. 만성적인 탈수상태에서는 온전한 건강을 기대하기 어렵다. 약물을 복용하거나 항암치료를 받는 환자들은 속히 해독하기 위해서라도 평소보다 물을 더 많이 마셔야 한다. (복수나 부종이 있는 환자의 경우는 예외이다.)

뜨거운 음료나 물을 마시는 경우에는 발한작용으로 많은 수분이 증발되므로 상대적으로 물을 더 많이 마셔 주어야 한다. 항암치료 중에 있는 환자나 화학약품을 지속적으로 섭취하는 사람도 물을 더 많이 마셔야 세포에 해를 덜 주게 된다. 지속적으로 물을 적게 마시는 사람은 목마름 자체를 느끼지 못해 만성탈수상태가 된다. 만성탈수는 피를 끈적끈적하게 하며 혈액순환에 지장이 초래되어 세포에 산소공급과 영양공급이 제때 이루어지지 않으며, 저항력의 활동을 둔화시켜서 심각한 질병으로 이어지게 한다.

화학적인 내용물이 포함되지 않은 순수한 물을 인체가 필요로 하는 만큼 충분히 마셔 주면 질병의 예방뿐 아니라 치료에도 많은 도움이 된다.

(4) 햇볕을 적절히 이용한다 Sunlight

햇볕 없는 날이 몇 달만 계속되어도 식물이 자라지 못하고, 식물로부터 에너지를 얻어 살아가는 동물과 사람의 생존 또한 어려워질 것이다. 식물은 광합성을 통해 태양 광선을 화학 에너지로 바꾸어서 체내에 저장하는데, 이것이 우리가 먹는 포도당이고 당질이며 전분이다. 식물은 대기 중의 탄산가스와 흙속에 있는 수분을 뿌리로 흡수해 엽록체에서 포도당을 만들고, 그 속에서 태양 에너지를 화학 에너지로 저장한다.

이런 탄수화물류가 인체에 들어가서 소화 흡수되면 저장되어 있는 태양 에너지를 방출하면서 활동 에너지를 공급해 준다. 동물은

✔ 햇볕의 역할과 기능

● 햇볕은 자연이 주는 가장 큰 치료제
● 햇볕은 에너지와 생명의 근원
● 살균과 소독작용이 강하며 골격과 치아를 튼튼히 하는 비타민D 합성
● 심장병의 원인이 되는 콜레스테롤을 줄여주고, 각종 호르몬의 합성작용을
  활발하게 한다.
● 집안에 햇볕이 들면 화기가 돌고 전염병이 예방된다.
● 일광욕은 피부에 홍조가 돌 정도로만 한다. 지나치면 피부화상 초래
● 상처 부위에는 햇볕을 직접 쪼인다. 손바닥을 위로 향해 햇볕을 쪼이면 더
  많은 열이 몸안에 오래 저장된다.

광합성을 하지는 않지만 햇빛이 필요하다. 동물의 골격과 치아의 주 성분은 칼슘인데, 비타민D가 있어야 음식을 통해 섭취한 칼슘이 체 내에 흡수되고 체내 이동이 가능해진다. 그렇게 해서 뼈가 만들어지 고 골격이 정상으로 유지된다.

비타민D의 전구체인 콜레스테롤은 햇볕을 받으면 비타민D가 되 어서 간으로 이동했다가 신장으로 가서 활성화 되어 칼슘의 흡수, 이동, 화골, 저장이 가능하도록 한다. 칼슘은 출혈 때 피를 굳게 하 고 생리적인 심박동을 유지시켜 주는 역할을 한다.

뼈마디 마다 채워주는 인산칼슘, 탄산칼슘은 뼈와 치아의 형성을 도와주며 혈액의 정상적인 응고와 비타민 A, C, D, P의 흡수를 도 와준다. 또한 칼슘은 심장 근육의 수축과 이완작용에 중요한 역할을 하며, 성장기 어린이의 뼈를 성장시켜 주는 중요한 물질이다.

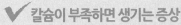

✔ 칼슘이 부족하면 생기는 증상

● 뼈 구조가 약해지는 골연화증의 원인이 된다.
● 곱사병의 원인이 되며 흉골이 늘어질 수 있다.
● 심장박동수가 증가하고 신경질환의 원인이 된다.
● 불면증과, 우울증, 변비, 두드러기의 원인이 된다.

이렇게 중요한 칼슘이지만 햇빛이 없으면 합성되지 않을 뿐만 아니라 궁극적으로 생명체가 살아갈 수 없게 된다. 따라서 환자는 방안에만 누워 있으면 햇빛이 부족하기 쉬우니 가급적 침대를 창문 가까이 두고 햇볕을 많이 쬐도록 해야 한다. 그러나 지나친 일광욕은 자외선에 의해 피부가 화상을 입고 피부암에 걸릴 수도 있으니 주의해야 한다.

우리는 사람의 인품을 평가할 때 '저 사람은 따뜻한 사람이야.' '저 사람은 차가운 사람이야.' 하는 식으로 따뜻하면 좋은 사람, 차가우면 좋지 않은 사람이란 이미지를 느끼게 된다. 마찬가지로 우리 몸속에 있는 저항력도 따뜻한 몸을 좋아하고 차가운 몸은 싫어한다. 그 이유는 너무도 간단하다. 몸이 차면 혈액순환이 나빠져서 저항력의 활동이 둔화되어 인체를 지키는 방어력이 약해지기 때문이다. 혈액순환이 나쁘면 세균이나 바이러스, 혹은 이상 세포가 발견된 곳으로 백혈구나 임파구와 같은 아군 세력이 빨리 달려갈 수 없고, 다른 지원부대의 도움을 받기도 힘들어지기 때문에 병원체와의 싸움에서 절대 불리한 입장이 된다.

반대로 병원체의 입장에서 보면 자신들이 인체 내에서 하는 활동을 감시하고 막아내고 파괴시키는 저항세력이 없거나 약해지기 때문에 활개를 펴고 목적을 달성할 수 있게 된다. 체온이 낮으면 저항력만 약해지는 것이 아니라 효소의 활동과 생성도 둔화되어서 건강을 유지하기 어려워진다.

효소는 영양소의 분해와 흡수를 돕고, 독소를 해독하고 배출하는 데 있어서 촉매 역할을 한다. 또한 우리 몸은 세포의 신진대사와 에너지 생산 등 끊임없는 화학반응을 일으키면서 생명을 유지해 가는데, 그 화학반응을 일으키는 촉매 역할을 하는 것이 바로 효소이다. 효소는 또한 인체뿐 아니라 자연계에서도 생성과 소멸의 순환고리로서 촉매 역할을 하고 있으며, 그 덕분에 생명체가 존재하게 되는 것이다.

이런 역할을 하는 효소는 따뜻한 환경을 좋아해서 체온이 섭씨 37도일 때 가장 활발하게 일한다. 효소가 열에 약하다는 말을 하는데 그것은 섭씨 48도 이상 뜨거운 경우를 말한다. 그러므로 사람이 죽지 않을 정도의 온도라면 효소는 열을 좋아한다. 유기물과 무기질이 충분히 들어 있는 비옥한 땅에 농사를 지어보면 병충해를 거의 입지 않고 작물이 잘 되며 맛과 영양도 뛰어나다.

사람도 건강한 세포가 제 기능을 수행하기에 최적의 체내 환경이 유지되면 어떠한 질병이 덤벼들어도 막아낼 수 있고, 질병에 걸리더라도 쉽게 회복할 수 있다. 저항력도 영양소와 에너지가 있어야 제 역할을 수행할 수 있다. 영양소를 분해하여 에너지 생성의 촉매 역할을 하는 효소의 도움 없이는 병원체와 싸워서 이길 수가 없다. 체온이 올라가면 아군의 저항 세력이 활동을 강화하고, 효소의 촉매 역할이 활발해져서 암을 비롯한 온갖 질병의 치유가 잘된다. 반대로 저체온이 되면 회복은 어렵게 된다.

저체온은 투병의 적

다음과 같은 경우에 우리 몸은 저체온이 된다.

● 가공식품에 포함된 표백제, 보존제, 착색제 등 유해한 식품첨가물은 효소의 생성과 활동을 방해한다. 이런 첨가물은 몸속에서 정상적인 화학반응이 일어나지 못하게 막아 에너지 부족상태가 되게 만들며, 결과적으로 저체온이 되게 한다.

● 음식이 소화과정을 거치면서 영양화 되어 흡수되기 위해서는 산소가 필요한데, 산소를 필요한 만큼 마시려면 운동을 해야 한다. 가전제품과 자동차 등의 발달로 사람들이 절대적인 운동부족 상태에 빠지게 되었으며, 운동부족은 저체온증의 원인이 된다.

● 냉방기기의 발달도 저체온 증에 일조하고 있다. 문명이 덜 발달한 나라일수록 암 환자 수가 적다는 사실이 이를 반증한다. 냉방기기를 많이 사용하는 도시인의 체온은 평균적으로 적정 체온 이하라는 연구결과도 있다.

● 가임여성의 불임률이 해가 갈수록 높아지는 것에도 저체온증이 크게 영향을 미치고 있으며, 불임 남성의 수가 늘어나는 것도 마

찬가지다.

 **저체온증을 개선하고 몸을 따뜻하게 하는 데
도움이 되는 방법**

- 균형 잡힌 영양소와 효소가 살아 있는 음식물로 건강한 식생활을 한다.
- 햇볕이 적당히 있는 곳에서 유산소 운동을 하여 근력을 높인다.
- 따뜻한 물을 마시고 따뜻한 방바닥에 등을 대고 누워서 찜질을 하거나 뜨거운 물로 각탕을 한다.
- 스트레스를 받으면 자율신경계가 혼란되기 때문에 정서적으로 안정을 취하도록 노력한다.

따뜻한 계절인 봄과 여름에는 만물이 소생하고 번성하는 것과 마찬가지로 따뜻한 사람은 생기를 발산하고 주변에 있는 죽음의 기운을 몰아내어 다른 사람에게 힘을 준다. 환자의 경우 체온이 올라가면 저항력이 제 역할을 잘 수행하여 빠른 회복에 도움을 준다. 태양은 열과 에너지를 동시에 내며, 우리가 사용하고 있는 화학 에너지, 전기 에너지 등이 모두 태양의 산물이다.

햇볕이 좋을 때 창문을 활짝 열어서 집안에 햇볕이 골고루 들어오게 하고 빨래도 햇볕에 말리며, 일상사에 햇볕을 잘 이용하면 질병을 예방하고 환자 치료도 잘 된다.

따뜻한 기운을 만드는 햇볕은 우리에게 다음과 같이 많은 혜택을 준다.

- 햇볕이 잘 드는 집은 사는 사람에게 건강과 활기를 불어넣어 준다. 그런 집에 살면 신경이 안정되고, 호르몬 분비가 잘 조절된다.
- 햇볕이 잘 드는 곳에는 세균과 박테리아가 번식하지 못한다.
- 햇볕은 콜레스테롤을 감소시키고, 비타민D의 수치는 높여서 칼슘의 흡수를 도와 골다공증을 예방하고 치료한다.
- 햇볕을 받으며 운동하면 고혈압이 치유되고 혈당도 낮아진다.
- 햇볕을 쬐면 코티졸의 체내합성이 촉진되기 때문에 류마티스성 관절염, 급성 천식증, 에디슨씨병을 치료하는데 많은 도움이 된다.
- 간 기능이 좋지 않으면 담즙 성분인 빌리루빈의 대사가 잘 되지 않아 전신 조직으로 퍼져 황달이 되는데, 햇볕을 쬐이면 혈중 빌리루빈 농도가 낮아져서 황달이 치료된다.
- 남성이 가슴과 등을 햇볕에 노출시켰을 때는 남성 호르몬이 120% 증가되고, 하반신을 노출시켰을 때는 200% 증가한다는 조사결과도 있다.
- 햇볕을 쬐면 체중이 조절되고 상처가 잘 아물며, 괴저 궤양 치료가 잘 되며 버짐, 여드름이 좋아진다.
- 자외선 조사 치료를 하면 통풍의 원인 물질인 요산의 배설이 촉진되어 통풍 치료에 도움이 된다.

하지만 아무리 좋은 햇볕이라도 과하면 독이 되는 법이다. 적당한 시간에 적절하게 햇빛을 이용하는 것이 바람직하다. 일광욕을 할 때는 다음 사항을 유의하면서 하는 게 좋다.

● 하루 중 일광욕을 하기에 적당한 때는 태양이 높이 떠 있을 때이며, 이때는 자외선이 가장 효율적으로 이용되는 시간대이다.

● 여름철 한낮의 폭양은 일사병과 화상을 입을 우려가 있기 때문에 피하는 것이 좋으며, 일광욕은 서늘한 때에 하는 것이 좋다.

● 일광 노출에 대한 민감도는 개인차가 있기 때문에 일률적인 시간을 정하기 어렵다. 살갗이 흰 사람은 검은 사람보다 광선이 빨리 침투한다. 몸의 앞면, 뒷면, 양 옆구리에 5분 정도씩 쬐면서 서서히 시간을 늘려가다가 피부가 약간 분홍빛을 띨 정도가 가장 적당한 시간이다.

● 지나친 일광욕은 화상과 피부암에 걸릴 위험이 있으므로 삼가한다.

(5) 절제한다 Temperance

● 인체에 필요 이상의 영양분을 공급하지 말 것
● 꼭 필요한 영양소를 빠트리지 말 것
● 백해무익하고 불필요한 영양분은 섭취하지 말 것
● 능력 이상의 무리한 일을 하지 말 것
● 약품을 오용, 남용하지 말 것
● 모든 세상사가 너무 부족하거나 과하면 좋지 않다.

사람의 몸은 살아 있는 섬세한 기계에 비유할 수 있다. 기계는 그

원리를 잘 알고 사용방법과 안전수칙을 잘 지켜서 쓰면 100% 성능을 활용하면서 오래 쓸 수 있다. 살아 있는 기계인 인간도 절도 있게 사용하지 않아서 여러 가지 질병에 시달리며 고통을 받게 된다.

비만은 유전성일 수도 있으나 섭취하는 영양소보다 사용하는 양이 적은 경우, 다시 말해 수입과 지출의 균형이 맞지 않으면 비만이 된다. 우리 몸은 방출하고 남는 에너지를 저장해 두는 기능이 있는데, 간과 근육에 저장되는 글리코겐은 체격에 따라 다르긴 하지만 400∼500g 정도 저장하고, 나머지는 피하에 체지방으로 축적된다.

여분의 에너지를 저장하려면 췌장에서 인슐린 호르몬이 분비되어야 하는데, 과잉 영양섭취로 인해 체지방 저장량이 늘면 인슐린 분비에 과부하가 걸리게 된다.

지속적으로 인슐린 분비량이 증가되면 고인슐린증이 되고, 고인슐린 상태에서는 섭취하거나 흡수되는 단백질, 지방질, 당질의 열량소를 체지방으로 과잉 합성하기 때문에 저혈당 상태가 된다. 저혈당 상태가 되면 항상 허기지고 나른하며 기운이 없는 것 같아서 허기를 메우려고 자꾸 먹으려 들게 된다. 이렇게 해서 비만의 악순환이 계속되어서 나중에는 몸을 가눌 수 없을 정도로 비만 상태가 되어 여러 가지 만성적인 합병증에 시달리게 된다.

카페인은 맥압과 혈압을 증가시켜 중추신경장애와 수면리듬의 방해를 일으키는데, 습관적으로 마시는 사람보다는 가끔 소량으로 마시는 사람이 더 예민하게 반응한다. 이것은 카페인에 대한 내성 때문이며, 계속 마시면 내성이 생겨서 카페인에 대한 반응이 둔해진다. 카페인의 과잉섭취는 갑상선 호르몬의 분비를 증가시켜서 갑상선 기능 항진증이 되어 맥박이 빨라지고 체중이 감소되며 신경이 날카롭게 된다.

임신 중에 카페인을 과다 섭취하면 그것이 태반으로 들어가서 태아에게도 흡수된다. 태아는 카페인을 대사할 능력이 없기 때문에 어머니 뱃속에서의 성장 기간 동안 카페인이 태아의 간과 뇌에 쌓여 뇌기능에 영향을 준다. 그 결과 기형아와 저체중아 분만 가능성이 높아진다.

식생활의 불균형과 운동부족, 물부족, 산소부족, 햇볕부족, 수면부족, 신경과민 등은 생체리듬을 깨트리며 면역력을 떨어트린다. 정해진 에너지를 사용하고 정확한 작동법을 알아야 기계의 성능을 충분히 발휘시키고 오래 사용할 수 있듯이 인체도 생체리듬에 맞게 생활하고 잘 관리하면 건강하게 장수를 누릴 수 있다. 하지만 잘못 사용하면 기계와 마찬가지로 빨리 망가진다.

그러나 사람은 기계와 달리 고장이 나면 스스로 복구하는 능력이 있다는 점을 잊어서는 안 된다. 나는 자연식으로 식이조절을 하여 암 환자들의 회복을 돕는 요양원을 오랜 세월 운영하면서 인체가 가지고 있는 자생력이 얼마나 대단한 힘을 발휘하는지 직접 경험을 통해 잘 알고 있다.

암은 복잡하고 다양한 진행과정을 거치는 돌연변이 유전자로서 불규칙하게 성장하는 세포를 말한다. 건강한 세포들은 예정된 방식에 따라 성장하고 세포의 수명이 다하면 정해진 방식에 따라 같은 숫자의 건강한 새 세포로 대체된다.

그러나 암세포는 변칙적이고 비정상적으로 성장한다. 돌연변이된 암세포들은 세포 본래의 기능을 상실하고 몸 전체를 위협한다. 암세포는 누구에게나 생기지만 모두가 암 환자가 되는 것은 아니다. 세포가 고장 나더라도 그것을 처리하는 면역세포가 우리 몸 안에 있기 때문이다. 즉 암 환자가 된다는 것은 바로 이 면역체계가 고장 난다는 이야기와 같다. 면역체계만 바로 서고 원활하게 작동한다면 설사 암 환자가 되더라도 크게 걱정할 필요가 없다.

자기치유력을 높이는 것은 의학적인 방법에만 전적으로 의지하기보다는 스스로 육체적, 정신적인 생활방식을 바꿈으로써 이루어진다. 일상적인 생활방식이 면역체계에 큰 영향을 미친다는 것은 이미 과학적으로 검증된 사실이다.

우리 몸에는 수많은 세포가 계속 생겨나서 자라고 없어진다. 세포는 일정한 수명이 있는데, 유전자 정보에 의해 정상적인 세포들은 그 수명이 다하면 자살명령이 내려져서 우리 몸속에서 자동으로 분해된다. 하지만 비정상적인 자극이나 다른 원인에 의해 세포 간의 상호연결이 깨어져서 제멋대로 활동하는 돌연변이 세포는 때가 되도 없어지지 않고 계속 자라나 주변 장기에 피해를 준다.

자연재해가 일어나려고 하면 동물들이 이를 미리 간파하여 다양한 형태의 경고를 발한다. 예를 들어 지진이나 해일이 일어나기 전에 쥐떼나 개미떼가 대이동을 시작하고, 태풍이 일어나기 전 새떼들이 멀리 날아간다든지 하는 현상이다. 동물은 그런 행동을 통해 자연재해로부터 목숨을 지키려고 한다. 우리 몸도 심각한 질병이 생기기 전 몸에 신호를 보내서 질병을 예방할 시간과 기회를 준다.

그 첫 번째 신호가 바로 피로감이다. 피로감 자체는 질병이 아니지만 인체의 생체리듬이 깨어질 만큼 세포가 자극을 받으면 피로감을 느끼게 하여 더 이상 과로하지 말라고 경고한다. 하지만 이러한 1차 경고를 무시하고 10년~20년에 달하는 긴 세월에 걸쳐서 비슷한 상황을 지속시키면 자극을 견디지 못한 세포는 마침내 죽지 않는 돌연변이 세포로 바뀌게 된다.

'지나치면 모자람만 못하다.'는 말은 질서와 조화가 대단히 중요한 생존법칙이라는 사실을 깨우쳐 준다. 사람이 건강하게 오래 살기 위해서는 생체리듬이 깨어지지 않아야 하는데, 이미 생체리듬이 깨어져 질병상태가 되었다면 투병 역시 이러한 절제와 균형감각을 되찾는 것이 중요하다.

갑자기 암이라는 진단을 받고 절박한 나머지 병 치료에 좋다는 것에 지나치게 탐닉하다 보면 그것이 또 다른 자극이 되어서 병이 악화되는 수가 많다. '병이 한 가지면 약은 1백 가지'라는 말처럼 누가 암에 걸렸다고 하면 주변에서 권하는 방법이 이것저것 너무도 많다.

그런 방법들이 얼마나 합리적이며 신뢰할 수 있는 객관적인 증거가 있는지 확인도 하지 않고 무조건 맹신하는 것이다. 하지만 그런 말을 맹목적으로 좇다가 정작 중요한 치료시기를 놓칠 수도 있다.

무엇보다 중요한 것은 환자의 체력을 면밀히 분석하여 어디가 얼마나 부실하고 문제가 있는지를 알고 무리하지 않는 것이다. 그리고 몸에 좋다는 것보다는 몸에 필요한 것을 취하여 균형을 유지시키는 것이 중요하다. 결국 암은 체력싸움이며 체력유지만 잘 되면 언젠가는 투병에서 승리할 수 있다.

아무리 아름다운 사람이라도 그 행동이 절제되지 않고 언어가 순화되지 못하며 욕망이 절제되지 않는다면 진정한 아름다움이 아닐 것이다. 질서, 조화, 리듬은 자연의 섭리이며 생명의 법칙이다. 사람의 몸은 일정한 순환리듬을 갖고 있어서 먹고 자고 일하는데 절도를 지키면 스스로 자생력이 회복되어 질병 치료가 빨라진다.

나쁜 생활습관을 고치는 게 투병의 기본

과식, 과로, 신경과민은 생체리듬을 정상적으로 유지시키지 못하며, 육체적인 힘과 입맛, 냄새, 통증감각, 안락한 감각 등에 혼란을 초래한다. 생체리듬을 바르게 하고 면역력을 높이기 위해서는 규칙적이고 절도 있는 생활이 무엇보다 중요하다.

다음과 같은 생활습관을 실천에 옮겨보자.
● 과식하지 않는다
식사시간의 간격은 4~5시간으로 하고 중간에 간식을 하지 않는다. 필요 이상의 영양을 섭취하거나, 꼭 필요한 성분을 빼고 불필요하고 해가 되는 성분을 섭취하면 생체리듬이 깨어진다. 건강을 위해서는 절제된 식생활이 무엇보다도 중요하다.
● 과로하지 않는다

감당할 수 있는 능력 이상의 무리한 일을 하거나, 부적절한 때에 규칙과 안전수칙을 무시하고 무리하면 생체리듬이 혼동을 일으켜 잠자는 시간과 식사시간에 나쁜 영향을 주게 된다.

● 과음하지 않는다

술은 뇌기능을 마비시키고 간을 병들게 하며, 신경의 반사운동력을 떨어뜨린다. 심하면 호흡중추가 마비되어 생명까지 위협한다. 여성의 만성적인 음주는 각종 비타민과 무기질의 결핍, 난소기능의 감소를 초래해 불임과 기형아 출산율, 산부인과 질환 발생률을 크게 높인다.

● 흡연하지 않는다

담배를 피우면 다량의 일산화탄소가 혈액으로 들어와 심장마비 위험이 높아지며 말초혈관을 수축시켜 혈액순환을 방해한다. 또한 폐포에 산소공급이 제대로 이루어지지 않아 저산소혈증이 생길 수 있고, 적혈구의 수가 감소되어 면역체계에 문제를 일으키며 폐기종이나 폐암 발생의 원인이 된다.

● 약을 오용 및 남용하지 않는다

진통제, 진정제, 수면제 계통의 약물이 생체 내에서 작용하는 장소는 인체에서 가장 중요한 부분인 대뇌이다. 약물의 오용 및 남용은 정상적인 생체리듬을 혼란스럽게 하여 각종 부작용을 일으키기 때문에 절제가 가장 필요한 물질이다.

● 카페인 음료를 자제한다

카페인은 커피, 홍차, 코코아, 콜라 등에 많이 들어 있으며 혈액에 흡수되면 인체를 자극하고 흥분을 촉진시켜 비정상적인 작용을 일으킨다. 카페인 음료를 마시면 일시적으로 유익하다는 느낌이 들게 하나 결과적으로 몸과 정신의 힘을 약화시킨다.

● **육체노동을 중시하고 균형 잡힌 생활을 한다**

육체노동을 경시하지 않으며 모든 일에 규모 있고 절도가 있어야 한다. 불의의 사고에도 큰 타격을 받지 않도록 몸과 마음 모두 유비무환의 여유를 갖도록 한다. 그래야 감정조절을 잘 하고 응급상황에도 잘 대처할 수가 있다. '고치지 못하는 질병은 없다. 고치지 못하는 습관이 있을 뿐이다.'는 말처럼 균형 잡히고 절도 있는 생활은 아무리 어려운 질병도 치유해 낼 수 있는 힘을 준다.

(6) 신선한 공기를 충분히 마신다 Air

> ● 신선한 산소는 몸의 면역력을 높여 준다.
> ● 신선한 공기는 피를 맑게 한다.
> ● 하루에 30~40분씩 깊게 복식호흡을 한다.
> ● 담배연기나 가스로 오염된 곳은 피한다. 오염된 실내공기는 알레르기, 호흡기 질환 등을 일으키는 원인
> ● 집안에서는 창문을 열어 환기를 자주한다.

암을 일으키는 여러 요인 중에 공기도 큰 몫을 한다는 사실을 모르는 사람은 없을 것이다. 하지만 공기가 투병에 미치는 중요성을 제대로 아는 사람은 많지 않다. 공기오염 문제는 식생활처럼 우리의 의지

로 해결할 수 있는 문제가 아니라는 점에서 그 심각성이 더하다.

대기오염의 주범인 아황산가스는 대기 중에서 시간이 경과함에 따라 산소와 수분에 의해 산화성이 강한 황산으로 변해 인체 내의 점막장기에 피해를 주고 염증을 일으킨다. 또한 질소산화물, 탄산가스 등과 함께 산성비를 내리게 하여 우리 몸에 만성적인 장애를 가져오고 치명적인 결과를 낳는다.

바깥 공기가 나쁘다고 집에만 있을 수도 없지만, 집안 공기 오염 역시 만만치가 않다. 가스용품이나 가전제품, 화학섬유 카펫, 발암 물질인 포름알데히드가 함유된 각종 내장재, 화학 스프레이 등은 알레르기나 암을 유발하는 물질이며, 집안의 좁은 공간 속에서는 더 심각한 영향을 미칠 수 있다.

우리 몸속에서 만들어지는 활성산소도 문제이다. 활성산소는 동물과 식물의 체내에 존재하는데 체내에 침입해 들어온 세균, 바이러스, 곰팡이 등의 이물질을 없애는 역할을 하지만, 적정량 이상의 활성산소가 생기면 우리 몸의 세포까지 공격하는 유해산소가 된다.

신선한 공기 중에 있는 분자상태의 산소는 인체에 필요하지만, 몸 안에서 만들어지는 활성산소는 반응성이 커서 세포막, DNA, 그 외 모든 세포 구조를 손상시키고, 손상의 범위에 따라서 세포가 기능을 잃거나 변질되기도 한다. 활성산소가 적정량 이상 생기는 원인으로는 우리 주변에 널린 질 나쁜 가공식품을 비롯해 간식, 과식, 과민, 과로, 일광욕 부족, 근심걱정, 불안초조 등을 꼽을 수 있다.

몸안에 필요 이상의 활성산소가 생기면 이를 제거해 주는 효소가 있다. 하지만 이것은 40세가 넘으면 힘이 약해지고 추가로 생성되지 않기 때문에 항산화식품, 즉 신선한 과일과 채소 등을 통해 섭취해 주어야 한다.

암 환자가 되면 신선한 공기를 찾아서 시골에 있는 요양원이나 전원생활을 1~2개월 하다가 조금 경과가 좋아지면 다시 도시생활로 돌아가는 경우가 많은데, 이런 경우 치료에 실패할 확률이 매우 높다. 생활 근거가 도시인데 언제까지 도시를 떠나서 살 수 있느냐고 반문할 수도 있을 것이다. 하지만 겨우 급한 불이 꺼졌다 싶은데 서둘러서 병의 원인이 상존하는 곳으로 돌아가는 것은 바람직하지 않다. 물론 암을 극복하고 도시에서 잘 살고 있는 사람도 있다. 그러나 공기 좋은 시골생활이 암 치료에 성공할 가능성이 더 높다는 사실을 부인하기는 어려울 것이다. 내가 말하는 암 투병의 성공이란 타고난 수명을 끝까지 다 누리는 것을 말한다.

신선한 공기는 우리 몸의 면역력을 키워 준다. 면역력은 외부로부터 침입해서 병을 일으키는 병원체를 인체의 면역구조가 녹여 없앰으로써 병을 일으키지 못하도록 하는 힘, 즉 질병에 대한 인체의 방어능력을 말한다. 면역 물질의 일종인 T임파구는 다른 백혈구들과 협력해 일하지만 독자적으로 림포카인이란 강력한 독소를 내어서 다른 면역 기구들이 죽이지 못하는 바이러스, 곰팡이, 암 세포들을 죽일 수도 있다.

시상하부는 정신적, 육체적 스트레스가 있으면 T임파구를 활성화시키는 호르몬 분비가 저하되고, 흉선에서 다이모신 호르몬 분비도

저하된다. 산소를 충분히 마시고, 사랑하고, 감사하고, 기분이 좋을 때 엔도르핀 계통의 T임파구를 활성화시키는 호르몬이 충분히 분비되어서 암을 이긴다.

백혈구나 대식세포가 병원체를 잡아먹을 때 많은 에너지가 필요한데 우리 몸에서 사용하는 에너지는 산소 없이 만들어지지 않는다. 오염된 공기는 백혈구의 역할을 감소시킨다. 적혈구는 직접 병원체와 싸워 죽이는 역할을 하지는 않지만 백혈구에 산소와 영양소를 공급해 줌으로써 백혈구의 역할을 강하게 해 준다.

암을 발생시키는 주요한 원인 중 하나는 인체를 구성하는 세포조직 속에 생기는 만성 산소결핍이다. 불순물이 섞이지 않은 순수한 피는 신체 각 조직에 산소와 영양소를 공급하고, 신진대사의 결과물로 생기는 노폐물을 소변과 호흡, 땀을 통해 몸 밖으로 내보냄으로써 생명을 유지시키는 역할을 한다.

합성 화학물질, 곰팡이, 담배연기, 배기가스 등은 공기를 오염시키고 산소 결핍을 초래하여 알레르기의 원인이 되며, 알레르기는 원인이 제거되지 않으면 치료되지 않는 질병이다.

산소는 저항력을 높이는데 가장 중요한 역할을 하기 때문에 하루에 30~40번씩 신선한 공기를 깊이 들이마셔 주어야 한다. 햇볕이 있고 숲이 있는 물가의 신선한 공기가 심신을 안정시켜 준다. 따뜻한 날 몸에 끼지 않는 면 소재 옷을 입고 풍욕을 즐기면 우리 몸의 저항력은 기뻐서 춤을 출 것이다.

(7)휴식을 충분히 취한다 Rest

- 과도한 욕망은 몸과 마음을 혹사하고 파괴한다.
- 생체리듬이 깨어지면 질병의 문이 열린다.
- 잠은 피로를 회복시키고 병세를 호전시킴
- 밤12시 이전에 자는 두 시간의 잠은 그 이후에 자는 네 시간의 잠과 맞먹는다.
- 밤10시 전에 자고 일찍 일어나는 습관을 가진다.
- 환기 잘 되는 방에서 면 이불을 덮고 잔다.

피로감 자체가 질병은 아니다. 하지만 과로해서 피로를 느끼게 되면 일의 능률이 낮아지고 의욕이 상실되며, 더 지나치면 질병으로 발전하게 된다. 피로감을 느끼지 못해 피로가 쌓이면 뇌, 근육, 내장 장기에 부담을 주어 전체적으로 큰 손상을 입게 되기 때문에 인체는 안전장치로서 스스로 피로감을 느끼도록 하는 것이다.

사람의 체온은 낮에 높고 밤에는 낮은데, 올빼미처럼 밤에 일하고 낮에 자는 새는 밤에 체온이 높고 낮에는 낮다. 체온이 높으면 에너지 방출도 많아지기 때문에 활동하기에 좋고, 체온이 낮으면 에너지 방출도 줄어들어 활동보다는 휴식을 취해야 한다.

수면 단축은 뇌신경파에 이상을 초래하기 때문에 정신집중이 안 되고, 건망증이 생기며, 혈액순환, 소화장애, 내분비 활동의 저하 등을 초래해 생체리듬을 깨뜨린다.

불면증의 일반적인 원인으로는 다음과 같은 것이 있다.

첫째, 선천적으로 신경이 예민하고 정서가 불안한 사람은 주변상황에 민감하게 반응한다. 잠자는 시간을 넘기거나 대화가 길어질 때, 정신적 충격이 조금만 있고, 흥분할 일이 있거나 옆 사람의 숨소리가 커도 잠을 잘 이루지 못한다.

둘째, 급성 불면증은 갑자기 받은 큰 충격이나 약물복용, 근심 걱정, 불안 초조로 오는데, 이런 요인을 심리적으로 해결하면 고칠 수 있다. 만성 불면증은 신체적 장애, 조울증, 담배를 많이 피우는 경우, 진통제나 수면제를 습관적으로 복용하는 경우 걸린다. 니코틴은 중추신경 흥분제 역할을 한다.

셋째, 생활습관이 밤늦게까지 잠을 자지 않는 경우에도 불면증이 온다. 불면증을 적극적으로 해결하지 않고 방치하면 생체리듬이 깨어져서 질병상태가 되며, 일단 걸리면 치료가 어렵다.

피로는 만병의 근원

불면증을 해결하는데는 다음과 같은 방법이 효과가 있다.

- 일정한 시간에 잠자리에 들어서 불을 끄고 누워 있는 것이 도움이 된다. 일정한 시간에 일어나고 규칙적인 식사를 하고, 육체노동이나 운동을 해서 적당히 피로감을 느끼는 것이 좋다.
- 마음을 편안히 하고 즐거운 기분을 가지려고 노력한다. 신앙심을 갖는 것도 도움이 된다. 방안 공기를 항상 깨끗하게 유지하며 발을 따뜻하게 하고, 커피, 차, 약물 복용을 삼간다.
- 불면증 환자가 뜨거운 물로 목욕하면 자극제가 되어 오히려 잠드는데 방해가 된다. 체온과 같은 온도의 물로 목욕을 하면 신경

이 안정되어 수면에 도움이 된다. 만성 질병으로 오래 누워서 잠을 잘 못 자는 환자는 누운 채로 더운 물 대야에 무릎을 세운 채 발을 담그고 있으면 도움이 된다.

불면증은 쉽게 고쳐지지 않는다. 아무리 노력해도 잠들기가 힘들 때는 일시적으로 수면제의 도움을 받을 수도 있을 것이다. 하지만 잠을 못 자는 원인을 해결하는 것이 최우선이다.

어떻게 하든지 잠을 충분히 자야만 투병에서 이길 수 있다는 점은 반드시 명심해야 한다. 불면증을 겪으면 만성 피로에 시달리게 된다. 피로감이 병은 아니지만 과로로 생체리듬이 깨어지는 것은 교통신호에서 노란불이 켜지는 것처럼 일을 멈추라는 경고신호이다.

피로할 때 일을 하면 간에 저장된 글리코겐이 다 소모되고 지방이 연소되면서 에너지를 내기 때문에 산소 요구량이 많아져서 더 피로감을 느끼게 된다. 소화 분해 과정을 거치지 않고 곧바로 에너지를 낼 수 있는 과일이나 주스를 섭취하면 일시적으로 피로가 회복된다. 하지만 계속 과로하면 결국 한계점에 이르게 된다.

피로하면 신경전달물질인 아세틸콜린이 고갈되어 신경전달이 잘 이루어지지 않고, 더 진전되면 뇌조직 파괴가 일어나 과로로 쓰러진 사람이 회생하지 못하게 된다.

'피로가 만병의 근원'이라는 말이 있는 만큼 피로감이 느껴지면 곧바로 휴식을 취해 회복시켜 줘야 한다. 커피나 청량음료수를 마시면서 일시적으로 기운을 내어 일을 계속하면 몸속에 피로가 누적돼 치명적인 질병으로 발전하게 된다.

✔ 만성 피로 회복에 도움이 되는 방법

● 아무리 바빠도 식사는 정해진 시간에 정해진 양을 골고루 먹어서 세포에 영양을 충분히 공급해 준다.

● 잠잘 때는 방안을 어둡게 하고, 규칙적으로 밤10시 이전에 잠자리에 들어서 아침 6시에 일어나는 습관을 갖도록 한다.

● 사람은 대략 90분 주기로 생활리듬의 높낮이가 바뀐다. 활동곡선이 상승할 때는 호르몬 분비, 근육의 긴장, 호흡, 맥박이 상승하다가 90분이 지나면 기능이 내려가면서 휴식이 필요하게 된다. 이런 진폭이 클수록 건강에 좋기 때문에 일할 때는 전력을 다하고, 쉴 때는 푹 쉬는 것이 좋다.

● 햇볕 아래서 산책하면서 푸른 하늘과 푸른 산을 바라보면 피로가 쉽게 풀리고 일의 능률도 높아진다.

● 심호흡을 하면 에너지대사에 필요한 산소가 충분히 공급되고, 피로의 원인 물질인 탄산가스가 빠르게 배출되며, 젖산이 산화되면서 정신과 마음이 안정되고 소화작용이 촉진되며 피로가 풀린다.

● 물을 많이 마시면 농축되어 있던 노폐물이 소변으로 빠지면서 기분이 상쾌해지고 두통이 사라진다.

● 목욕을 하면 신체 말단에 축적되어 있는 노폐물이 빠지기 때문에 피로회복에 효과적이고 질병의 예방과 치료에도 도움이 된다.

● 편안한 사람들과 대화하고 좋은 음악을 듣는 것도 피로회복에 도움이 되며 일의 능률을 올려준다.

● 피로의 가장 큰 원인은 에너지 고갈이므로 영양 부족이나 영양 불균형이 되지 않도록 음식물을 골고루 섭취한다.

● 위가 가득 찬 상태로 잠자리에 들면 음식을 소화 분해시키는 뇌신경과 기관이 쉴 수 없기 때문에 숙면을 취하지 못한다. 저녁식사는 가볍게 하고 완전히 소화시킨 다음 잠자리에 든다.

(8) 편안한 마음 Trust

- 걱정과 불안감은 만병의 근원
- 마음이 편안하면 알파엔도르핀, 베타엔도르핀, 감마엔도르핀, 나이로핀 등 치료에 도움이 되는 호르몬이 분비된다.
- 근심과 걱정, 분노는 병을 악화시키고 아드레날린 계통의 호르몬을 분비시켜 질병으로부터의 회복을 어렵게 만든다.
- 용서하는 마음, 분노로부터 자유로워지는 마음이 최고의 약
- 사랑은 면역력을 높여주는 묘약

마음이 나으면 암도 낫는다. 마음이 선해지고 정서적으로 안정되어 희망이 생기면 기쁨이 충만해지면서 뇌하수체에서 엔도르핀이 적당히 분비되고, 핏속에는 다이도르핀이 흐르게 된다. 심장은 평화롭게 박동하고, 적혈구 활동이 강화되어 암을 예방해 주며, 암이 가장 싫어하는 T임파구의 활동이 강화된다.

백혈구 가운데 T임파구가 약해지면 암을 비롯한 각종 성인병이 생기게 되는데, 아드레날린 호르몬은 T임파구를 약하게 한다. 지나친 분노나 격정은 아드레날린 호르몬의 분비를 촉진시켜서 심장박동을 빠르게 한다. 또한 아세틸콜린 분비 과다를 일으켜 혈관을 뻣뻣하게 하고 혈압을 올리며, 세포 사이의 결체조직에 캠프가 끼어들어 노화촉진, 신경질, 관절염, 편두통을 일으킨다.

부정적인 감정과 신경질, 걱정 근심, 불안 등은 아드레날린의 분비를 촉진하여 면역력을 떨어뜨리고 T임파구를 약화시켜서 병을 더

악화시키고 질병 치료를 어렵게 한다.

왼쪽 뇌는 언어능력, 수학능력, 지능, 꾀, 합리성, 논리성, 비판력 등에 작용하고, 오른쪽 뇌는 지각, 사랑, 친절, 울림, 신비한 감정 등에 작용하는데, 왼쪽 뇌와 오른쪽 뇌가 조화롭게 작용할 때 지성이 빛나고 아름다우며 건강하게 된다.

신뢰하고 감사하며 기뻐할 때는 몸안에 있는 엔도르핀 계통의 호르몬 분비가 활발해지며 저항력은 신이 나서 춤추게 된다. 즐겁고 감사한 마음, 사랑과 희망으로 가득 찬 마음, 누군가에게 무엇인가 주고 싶은 마음은 엔도르핀이 나오는 마음이고, 엔도르핀이 나오면 저항력이 강해져서 암세포를 없애 준다.

투병에 성공하느냐 실패하느냐는 결국 마음먹기에 달려 있다고 나는 믿는다. 우리는 자신을 상대로 폭군이 될 수도 있고 천사가 될 수도 있다. 따라서 자신의 선택 여하에 따라 건강할 수도 있고, 병든 영혼이 될 수도 있는 것이다. 나는 환자들이 스스로 회복될 것이라는 확신을 가지면 살고, 삶의 의지를 포기하면 죽는다는 사실을 경험을 통해 알고 있다.

인간의 삶은 몸안에서 이루어지는 원자나 분자의 조화로운 운동 이상이다. 동식물도 분자운동을 한다. 그러나 인간은 육체 운동뿐 아니라 정신적, 영적인 운동을 함께 한다. 예전에는 건강의 축이 간이나 심장에 있는 것으로 생각했다. 하지만 과학의 발달로 이제는 두뇌(1.400~2,049g)가 건강의 사령탑 역할을 한다는 사실을 알게 되었다. 몸무게의 2.5% 밖에 안 되는 사람의 뇌이지만 그 안에서 행해지는 일을 컴퓨터로 바꿔 본다면 109층 빌딩 정도 높이의 설비를 해야 가능하다고 한다.

과학의 발달로 두뇌가 하는 여러 기능과 함께 건강에 미치는 영향도 밝혀지고 있는데, 그 중에서도 엔도르핀 계통의 호르몬을 발견한 것은 큰 의미가 있다. 하지만 아무리 과학이 발달해도 인체의 신비를 다 밝혀내지는 못할 것이다. 더구나 우리 몸이 갖고 있는 자생력, 면역력의 기능은 우리의 상상을 초월한다.

며칠 못 가 죽을 줄 알았던 사람이 다시 살아나는 것을 보고 기적이라고 하지만 엄밀히 말하면 세상에 기적이란 없다. 과학적으로 설명할 수 없는 상황을 그렇게 표현하는 것뿐이다. 사실은 우리 몸속에 있던 자생력이 좋아하는 환경을 만나면서 그 위력이 발휘된 것이다. 인체가 정상궤도에서 벗어나 병적인 상태가 되면, 그것을 원상태로 회복시키기 위해 자생력이 활동에 나선다. 이때 우리가 자생력이 힘을 발휘하도록 도와주면 빠른 회복세를 보이게 되는 것이다.

웃음이 암을 이긴다

우리는 정확한 수치와 과학적인 논리로 설명되지 않으면 사실로 인정하지 않으려고 한다. 자생력도 그 기능과 역할을 온전히 과학적으로 다 설명할 수 없어서 과소평가되는 부분이 있다. 과학적인 노력으로 면역력에 대한 평가가 많이 높아지긴 했지만 아직도 미흡한 상태이다. 언젠가는 이런 기적 같은 일들이 과학적으로 명쾌하게 설명되는 날이 올 것으로 기대한다.

면역력은 물질적인 측면보다 정신적인 면, 생각의 영향을 크게 받기 때문에 두뇌활동에 크게 좌우된다. 다시 말해, 죽는다고 생각하면 죽고, 산다고 생각하면 살 수 있다는 말이다. 그래서 나는 '암은 마음으로 낫는다.'는 말을 입버릇처럼 한다. 마음가짐을 어떻게 가지느냐에 따라서 면역력을 강하게도 하고 약하게도 할 수 있다는 사실을 나는 경험을 통해 알고 있다.

마음이 닫히고 우울한 사람은 건강한 목숨도 자기 스스로 끊어 버리는 수가 있다. 반면에 열린 마음과 즐거운 마음을 가진 사람은 꺼져가는 목숨도 스스로 구한다. 열린 마음은 생명의 에너지를 소통시키고 저항력을 높여 준다.

면역력을 높여 암세포를 죽이는 방법에는 여러 가지가 있지만, 가장 안전하고 효과적인 것은 역시 웃음이다. 갓난아기는 하루에 4백 번 이상 웃으면서 쑥쑥 자라는데, 성인들은 과연 하루에 몇 번이나 웃을까? 생각이 단순한 사람은 암에 잘 걸리지 않는다고 한다. 마음이 천진하고 맑으면 보이는 모든 것들이 즐겁게 느껴져서 웃지 않으려 해도 자꾸 웃게 된다.

웃을 일이 있기 때문에 웃는 것이 아니라, 웃기 때문에 즐거운 일이 생기는 것이다. 웃음은 가까이 있는 사람의 면역력도 높여주는 축복의 통로이다. 자신이 살아야 되는 이유가 사랑하는 가족과 이웃이라면 이미 그 사람은 이타적인 삶을 살고 있는 것이고, 이타적인 삶은 이웃으로부터 격려와 응원을 받아서 새로운 힘을 얻는 생활이 될 것이다.

세상에 사랑보다 더 큰 에너지는 없다고 나는 생각한다. 내가 늘 웃는 모습으로 이웃에게 밝음이 되어 줄 때, 이웃은 나의 존재가 소중해서 늘 곁에 있어 주기를 바라면서 사랑하게 될 것이다.

투병에서 성공하는 사람들의 공통점 중 하나가 같은 환우들을 배려하면서 늘 웃겨 주려고 애쓰고, 자기보다 좀 더 어려운 상태에 있는 환우에게 관심을 가지고, 사랑과 도움을 주려고 노력하는 모습을 보이는 것이다. 그러한 모습을 보면 정말 감동적이다. 겸허한 마음으로 현실을 인정하고 매일 매순간 가족과 이웃에게 감사하는 마음을 가지고 웃음을 잃지 않고 살다 보면 어느새 몸도 마음도 새로워진 자신을 발견하게 될 것이다.

마음이 자유로우면 육체 또한 자유를 누리게 되는 경우가 많다. 마음을 비우면 치료가 잘 된다는 말은 사실이다. 불시에 암이라는 진단을 받은 사람들의 반응은 모두가 제각각이다. 어떤 이는 '왜 하필이면 나야.'라고 소리치고, 어떤 이는 올 것이 왔다고 체념하고, 어떤 이는 남의 탓으로 돌리고, 어떤 이는 자책한다.

내 존재의 참 가치를 발견하고 행복해질 때 내 몸속에서 면역력이 힘을 얻고 행복해 한다. 자신을 아끼는 마음은 결국 이타적인 마음이 되어서 모두 더불어 행복해지는 방법을 찾고, 그러한 삶은 지금까지 맛보지 못했던 새로운 환희를 경험하게 만든다. 그리고 환희를 느끼는 순간마다 내 몸속에서 암 세포는 소리 없이 사라지게 된다.

무엇을 바라보느냐에 따라서 결과가 다르게 나타난다. 집요하게 병만 바라보고 하루 종일 자기 병만 생각하는 이들이 있는데, 그런 사람은 결국 병이 주는 결과를 얻게 된다. 그보다는 이전보다 의미 있고 행복한 삶을 살고 싶다는 희망을 가지고, 병이 나으면 무엇을 하며, 어떤 모습으로 살아갈지에 대해 다소 비현실적일지라도 행복한 꿈을 꾸는 사람들도 있다. 이런 사람들 가운데는 신기하게도 비현실적인 그 꿈이 현실로 나타나는 경우가 종종 있다.

실제로 암을 이기고 건강을 회복한 사람들은 이전보다 훨씬 더 풍요롭고 행복한 삶을 산다. 인생관이 바뀌고 생활방식이 바뀌면서 이전에는 놓치고 살았던 많은 새로운 가치들을 발견하게 되고, 그래서 더 윤택한 삶을 누리게 되는 것이다.

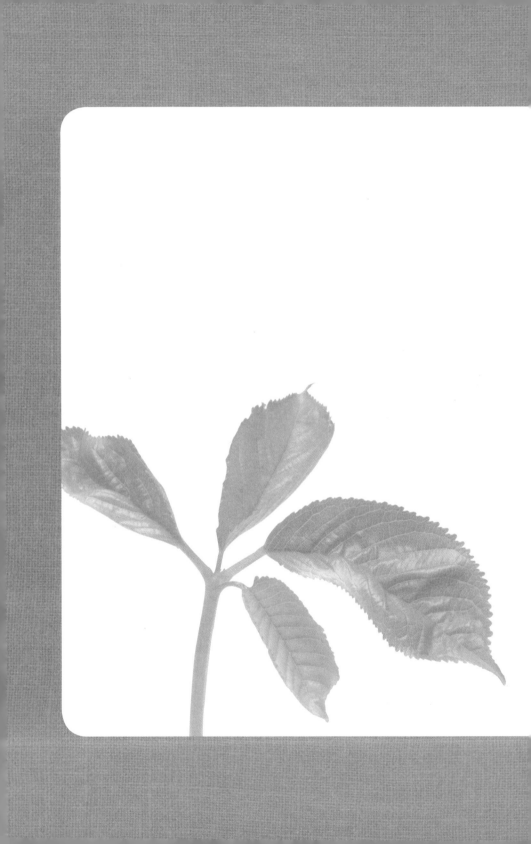

Chapter

03

암을 이기는
생활자세

1 균형감각을 유지한다

세상 모든 일이 지나치면 모자람만 못하다는 말처럼 '질서와 조화' 야 말로 가장 중요한 만물의 생존원칙이다.

사람이 건강하게 오래 살기 위해서는 우선 생체리듬이 깨어지지 않아야 한다. 생체리듬이 깨어진 상태가 바로 질병의 상태이다. 그렇다면 투병 역시 무너진 균형감각을 회복시키고 지키는 것이 무엇보다 중요하다.

암 진단을 받고 경황없는 중에 몸에 좋다는 약과 음식에 지나치게 빠져들다 보면 그것이 도리어 자극이 되어 병이 악화되는 수가 많다. '병이 한 가지면 약은 백 가지'라는 말이 있듯이 누가 암에 걸렸다 하면 주변에서 권하는 치료법이 이것저것 한두 가지가 아니다.

특히 누가 이것을 복용하고 암이 당장 나았다라고 하는 말을 들으면 환자나 가족은 그 말에 솔깃해지지 않을 수 없다. 하지만 아무리 다급하다고 하더라도 그런 치료방법이 얼마나 합리적이고 신뢰할 만한 것인지, 객관적인 근거가 있는지 차근차근 확인하는 자세가 반드시 필요하다.

암에 좋다는 말만 믿고 맹목적으로 믿고 좇아다니다가는 중요한 치료시기를 놓쳐서 병이 악화되는 수도 있고, 도움이 안 되는 음식과 약을 과하게 복용한 나머지 독이 되는 수가 허다하다.

병과 무조건 싸우려 들기보다는 균형이 깨어진 생활을 바로잡으면 정상적인 면역세포가 활동을 강화하여 돌연변이 된 세포를 처리할 수 있다. 그러면 모든 세포가 정상적인 세포로 살아가도록 만들수 있다. 그렇게 하기 위해서는 정신적으로 조화롭고, 육체적으로 치우침이 없는 환경, 다시 말해 면역세포가 활동을 강화할 수 있는 조건을 만들어 주는 게 중요하다.

가장 중요한 것은 무엇보다도 현재 환자 자신의 체력을 면밀히 분석하여 어디가 얼마나 부실하고, 어떤 문제가 있는지 정확하게 알고 무리하지 않는 것이다. 무조건 몸에 좋다는 것을 찾아다니기보다는 몸에 꼭 필요한 것을 취하여 균형을 유지하는 것이 중요하다는 말이다. 결국 암과의 투병은 체력싸움이며, 체력유지만 잘하면 언젠가는 암과의 싸움에서 승리할 수 있는 날이 온다.

2 암의 원인으로부터
확실하게 벗어난다

암은 운이 나빠서 우연히 걸리는 병이 아니다. 원인이 분명히 있다는 말이다. 하지만 그 원인이라는 것이 하도 복합적이고 다양해서 무엇이 원인이라고 한 가지로 딱 집어 말하기가 곤란하다. 그러나 전혀 감을 잡을 수 없는 것도 아니어서 환자 본인이 알고 짐작하는 원인은 몇 가지 있게 마련이다. 그래서 적어도 환자나 가족이 알고 있는 병의 원인은 해소시켜 주어야 한다.

사람은 사소한 것에 목숨을 건다는 말이 있는 것처럼, 중병에 걸리고 나서도 병의 원인이 되는 습관과 행동을 쉽게 버리지 못하는 경우가 많다. 그 원인이 환자의 삶에 차지하는 비중이 너무도 커서 자신의 힘으로는 어쩌지 못하는 경우도 있지만 대부분의 경우는 사소한 것들이 더 많고, 인간적인 욕망을 억제하지 못하고 습관의 끈을 놓지 못하는 것이다. 병에 걸리고 나서 오히려 욕구가 더 강해지는 모습도 종종 보게 된다.

대표적인 예가 식습관이다. 암에 걸리고 나서도 환자들은 언제쯤이면 병이 나아서 옛날에 즐겨먹던 음식들을 다시 먹게 될까 하는데 관심이 집중되어 있는 경우가 많다. 그래서 환자가 되고 나서 투병 중에 하는 식생활이 얼마나 좋은 것인지에 대해서는 관심을 제대로 갖지 못하는 것이다.

바쁜 도시생활과 팍팍한 인심이 병의 원인이었다면 그런 생활에 더 이상 미련을 두지 말아야 한다. 병의 원인이 무엇인지 알고 있고, 자신의 의지로 해결할 수 있는 원인이라면 과감하게 놓아 버리는 용기와 결단이 필요하다.

암의 원인 중에 스트레스가 가장 큰 비중을 차지한다는 것은 널리 알려진 사실이다. 암의 치료에 방해가 되는 가장 큰 요인도 바로 스트레스라는 사실을 명심했으면 좋겠다.

인간관계에 문제가 있으면 신앙심으로 용서와 화해를 하든지, 아무리 노력해도 해결이 안 되면 차라리 그 상대로부터 멀어져서 서로 마주치지 않도록 하는 게 좋다. 어쨌든 스트레스를 주는 상대로부터 자유로워지도록 노력하라는 말이다. 조화롭고 편안한 마음은 몸의 긴장을 풀어준다. 느슨하게 이완된 정신상태에서 치료하는 게 병의 회복에 훨씬 도움이 된다.

3 현실을 받아들이고 최선을 다한다

중병에 걸리고 나서도 자신이 처한 상태를 인정하려 들지 않는 환자가 의외로 많다.

자신이 암 환자라는 사실을 스스로 인정하지 못할 뿐만 아니라, 남이 그 사실을 아는 것도 못마땅해 하는 경우를 종종 보게 되는데, 이것은 투병에 불리한 태도이다. 이런 심리는 자신도 모르는 사이에 자리 잡은 권선징악적인 사고와 관련이 있다고 나는 생각한다. 암은 벌을 받는 것이 아닌데, 자신이 무엇을 잘못해서 그 죗값으로 암에 걸렸다는 생각을 하는 것이다. 암은 결코 자신의 잘못으로 벌을 받아 걸리는 병이 아니라는 점을 분명히 아는 게 투병에 도움이 된다.

많은 암 환자들이 성격적으로 완벽주의자나 도덕군자인 경우가 많다. 그래서 무슨 일이 있어도 다른 사람에게 스트레스를 전가하지 않고, 모든 것을 스스로 삭이다 보니 그것이 암이라는 결과물로 나타나는 것이다. 따라서 이런 사람들이 암에 걸리면 가급적 긴장을 풀고 주변 사람들에게 도움을 청하고, 편안한 마음가짐을 갖도록 하는 게 반드시 필요하다.

암을 지나치게 의식해서 전전긍긍하는 것도 도움이 되지 않고, 암에 걸린 사실을 인정하려 들지 않고 회피하거나 무시하는 태도도 질병치료에 도움이 되지 않는다. 결과에 대한 두려움을 갖지 말고 현실을 인정하고 최선을 다해 치료에 전념하는 것이 바람직한 투병자세이다.

4 우리 몸이 가진
자생력의 힘을 키운다

아무리 과학이 발달하더라도 인체의 신비를 다 밝혀내지는 못할
것이다. 특히 우리 몸이 가진 자생력, 면역력의 힘은 상상을 초월할
정도이다. 며칠 못 가서 죽을 것이라던 사람이 멀쩡하게 살아나는
것을 보고 사람들은 기적이 일어난 것이라고 한다. 하지만 엄밀히
말해 세상에 기적은 존재하지 않으며, 과학적으로 설명할 수 없는
상황을 기적이라고 말하는 것뿐이라고 나는 생각한다.

기적처럼 병이 나은 것은 우리 몸속에 내장되어 있는 자생력이 어
떤 계기가 주어져서 그 위력을 발휘한 것이다. 인체가 정상궤도에서
벗어나 병적인 상태가 되면 우리 몸의 자생력은 몸을 원상태로 회복
시키기 위해 노력하게 되며, 이때 우리가 자생력이 힘을 발휘할 수

있도록 올바른 건강법칙을 지키며 도와준다면 회복의 속도는 훨씬 더 빨라지고 강해진다.

우리는 눈앞에서 벌어지는 일도 정확한 수치와 과학적인 논리로 설명되지 않으면 인정하려 들지 않는 사고체계를 가지고 있다. 마찬가지로 우리 몸의 자생력도 그 기능과 역할을 온전히 과학적으로 다 설명할 수가 없기 때문에 과소평가되는 부분이 있다.

과학적인 노력의 결과 지금은 과거에 비해 면역력에 대한 평가가 달라지긴 했지만 그래도 아직 미흡한 상태이다. 언젠가는 면역력과 자생력이 힘을 발휘해 병이 치유되는 이런 기적이 과학적으로 명쾌하게 설명되는 날이 오리라고 기대해 본다.

우리 몸의 면역력은 물질적인 측면보다 정신적인 면에 더 많은 영향을 받는다. 우리가 생각하는 정도에 따라 면역력이 크게 차이가 나기 때문에 결국 두뇌활동이 면역력을 좌우한다고 할 수 있다. 스스로 병을 이기지 못하고 죽을 것이라고 생각하면 죽고, 병을 이기고 살 것이라고 생각하면 산다는 말이다.

그래서 나는 '암은 마음으로 낫는다.'는 말을 입버릇처럼 한다. 환자의 마음가짐이 어떤가에 따라 면역력이 강해질 수도 있고 약해질 수도 있다는 사실을 나는 숱한 경험을 통해 알고 있다.

5 원만한 인간관계

여기서 말하는 관계라 함은 대인관계뿐만 아니라 인간과 신과의 관계, 자연과의 관계, 돈과의 관계 같은 것을 다 포함하는 말이다.

영천에서 요양원을 하던 초창기 시절 있었던 일화이다. 당뇨가 심해서 신경이 죽어 가고, 콕콕 쑤시는 통증 때문에 잠을 잘 이루지 못하는 할머니가 한 분 오셨다. 그런데 이 할머니는 하룻밤을 자고 나더니 집으로 돌아가겠다고 하는 것이었다. 왜 그러느냐고 물었더니 자기는 집에다 신을 모시고 사는데 여기 와 보니까 하느님을 섬기는 집이라서 더 못 있겠다는 것이었다. 자기는 하느님을 믿지 않기 때문에 하느님 보기에도 죄송하고, 자기 집에 모시는 신한테 미안해서 도저히 안 되겠다는 것이었다.

그때 그 할머니와 나눈 대화 내용 일부를 소개한다. "할머니 집에 모시는 신도 좋은 신이지요?" "그럼요. 자식들 잘 되게 해주고 우리 가족이 하는 일 모두를 다 잘 되게 해주는 신이지요." "맞아요, 그래서 그 신이 자기 힘으로는 할머니 병을 낮게 해줄 수가 없으니까 하느님한테 부탁하려고 이곳으로 보낸 겁니다. 할머니 집에 손님이 오면 식구들보다 손님대접을 먼저 하듯이 하느님도 할머니가 이곳에 손님으로 오셨기 때문에 먼저 치료해 주실 것입니다."

그 할머니는 내 말을 그대로 받아들이고 불편하게 느꼈던 신과의 관계를 편안하게 가져갈 수 있었다. 그래서 390~400이나 되던 당 수치가 3개월 만에 145로 떨어졌고, 마침내 웃으며 집으로 돌아가게 되었다.

적절한 비유가 되는지는 모르겠지만 신앙 때문에 병 치료가 자유롭지 못하다면 다시 생각해 보는 게 옳다. 신은 최고의 희열과 환희와 만족과 행복감을 주는 대상이어야지, 신 때문에 죄책감에 억눌리고 긴장상태에 놓이게 된다면 그것은 문제가 있는 관계이다.

무엇보다 여러분과 신과의 관계를 가장 좋은 상태가 되도록 노력해 보는 게 좋다. 신은 내 주변에 있는 그 누구보다도 나의 행복을 바라고 응원해 주는 상대라는 믿음을 갖는 게 좋다. 나와 신과의 관계가 그런 관계라는 사실을 받아들이는 순간부터 나는 행복한 마음으로 치료에 전념할 수 있게 된다.

행복은 참으로 지혜로운 것이어서 자신을 편안하고 행복하게 해줄 사람만 찾아간다는 말을 명심했으면 좋겠다.

6 삶의 가치를
확실하게 찾는다

오감 속에 숨어 있던 온갖 오물을 털어내고 밝고 따뜻한 마음의
눈으로 자신을 바라볼 때 내 삶의 가치가 새롭게 느껴지고, 삶이 주
는 희열을 느끼게 될 것이다.

내 존재의 참 가치를 발견하고 행복을 느낄 때 내 몸속에 있는 면
역력은 힘을 얻고 행복해 할 것이다. 자신을 아끼는 마음은 결국 이
타적인 마음이 되어서 함께 더불어 행복해지는 방법을 찾게 되고,
그러한 삶은 지금까지 맛보지 못했던 새로운 환희를 경험하고, 그럴
때마다 내 몸속에서 자라고 있는 암세포는 조용히 사라질 것이다.

'바라보는 대로 변화된다.'는 말처럼 무엇을 바라보느냐에 따라서
결과가 달라진다. 집요하게 병만 바라보고 하루 종일 자기 병만 생

각하는 사람은 결국 병이 주는 결과를 얻게 된다. 그렇지 않고 이전보다 의미 있고 행복한 삶을 살고 싶다는 희망을 갖고, 병이 나으면 무엇을 하고, 어떤 모습으로 살아갈지에 대해서 비록 비현실적이지만 행복한 꿈을 꾸면 신기하게도 그 꿈이 현실이 되는 경우가 종종 있다.

　실제로 건강을 회복한 사람들 가운데는 병에 걸리기 전보다 더 풍요롭고 행복한 삶을 사는 경우가 많다. 인생관이 바뀌고 생활방식이 바뀌면서 이전에는 놓치고 살았던 많은 가치들을 새롭게 발견하게 되어 더 윤택한 삶을 살게 되는 것이다.

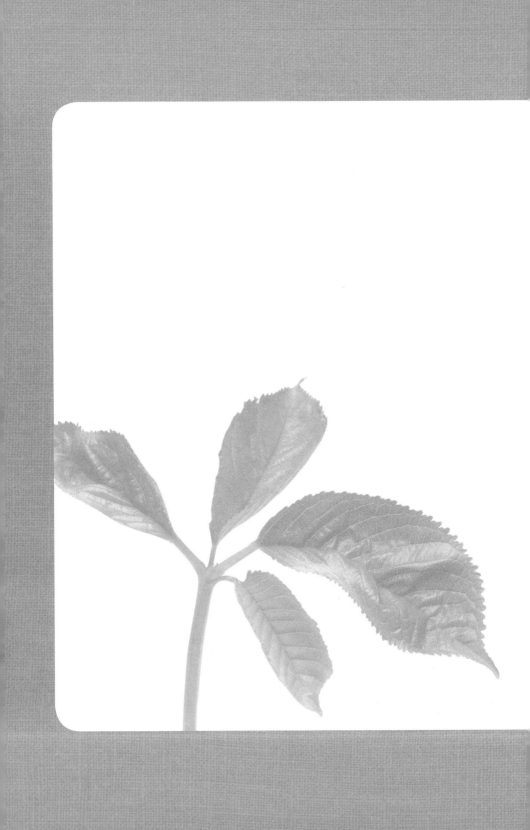

자연식이요법에서
길을 찾다

1 암을 이기는 자연의 선물

어릴 적부터 병약했던 나는 30대 중반 들어 자연식이요법에 대해 남다른 관심을 갖게 되었다. 내가 자연식이요법을 시작한 1990년대 후반까지만 해도 자연식 요리가 많이 개발되어 있지 않았다. 그래서 나름대로 열심히 노력했지만 수많은 시행착오를 겪을 수밖에 없었고, 크고 작은 어려움이 많았다. 아이들은 먹기 싫은 음식을 해준다며 투정을 부렸고, 가까운 이웃의 싸늘한 시선은 참으로 고단하고 힘들었다.

하지만 점차 힘든 시간이 지나면서 내 몸이 서서히 좋아지고, 이것을 본 아이들도 조금씩 내 뜻을 이해하고 따르기 시작했다. 이런 힘든 과정을 통해서 나는 식이요법에 대한 지식과 자신감을 키워갔다. 내 몸이 눈에 띄게 좋아지는 것을 보면서 자연스럽게 주변에서 고통을 겪고 있는 환자들의 문의가 이어졌고, 차츰 많은 사람들을 상대로 식이요법에 관한 조언도 하기 시작했다.

(1) 자연식의 놀라운 효능

내 이야기를 듣고 따라한 환자들이 자연식이요법을 통해 회복되는 일이 늘어가자, 이왕이면 많은 사람들이 혜택을 누릴 수 있게 자연식 요양원을 시작해 보라는 주변 사람들의 권유를 받게 되었다. 그렇게 해서 1995년에 경북 영천시 임고면 삼매리에서 자그마한 자연식이요법 요양원을 시작하게 되었다.

제일 처음 찾아온 환자는 알코올성 간경화 말기로 흑달까지 온 사십 대 중반의 남자였다. 황달을 오래 앓아 얼굴빛은 시커멓게 변해 있었다. 이 환자는 내가 시키는 대로 자연식이요법을 시작한 지 불과 한 달 만에 말끔히 회복되었다. 그 소문이 퍼지면서 사람들이 대거 모여들기 시작했다.

거의 다 죽게 된 사람들을 포함해 중증 암 환자들이 요양원으로 밀고 들어왔다. 얼마 안 가 방이 부족해 환자를 더 이상 받을 수 없을 정도가 됐다. 신기하게도 요양원에 들어온 환자들은 얼마 지나지 않아 눈에 띄게 병세가 호전됐다. 복수 환자도 며칠 지나면 복수가 빠지는 등 눈에 띄게 나아졌다. 보름 만에 암 덩어리를 다 토해내는 환자도 있었다. 도저히 믿을 수 없는 일들이 계속해서 일어나는 것이었다.

당시에는 의료진과 일반인들 사이에 자연식에 대한 이해가 턱없이 부족했다. 우리를 마치 사이비 집단이나 되는 양 색안경을 끼고 보는 이들도 있었다. 그래서 이곳에 온 환자들은 자연식 요양원에 있다는 사실을 주치의에게 숨긴 채 병원치료를 받으러 다녀야 했고, 어쩌다 그러한 사실이 알려지면 병원에서 치료를 거부당하는 일까지 있었다. 그러나 병원에서 포기하다시피 한 암 환자들이 우리 요양원에 와서 회복되는 일은 계속 늘어났다. 그러면서 우리 요양원에 대한 소문은 입에서 입으로 퍼지고, 환자들은 계속 몰려왔다.

자연식을 하면 암이 낫는다는 소문이 퍼지면서 여기저기 자연식을 하는 다른 요양원들이 생겨나고 대체의학이 성행하기 시작했다. 현대의학에 한계를 느낀 환자들의 필요와 욕구 때문에 대체의학이 환자들에게 새로운 희망으로 떠오른 것이다. 한편으로는 대체의학이나 자연식이요법을 표방한 요양원들이 난립하면서 환자들을 혼란에 빠뜨리고, 궁지에 몰린 환자의 절박한 마음을 이용하여 검증되지 않은 민간요법을 사용하거나, 여러 가지 무리한 요구를 하는 등의 부작용도 많이 생겨났다.

내가 여기서 말하는 영양학을 바탕으로 하는 자연식이요법은 대체의학이라기보다는 보완의학적인 면이 강하다. 우리 몸의 무너진 면역체계를 바로 세울 수 있는 생활규칙과 마음가짐을 실천하는 방법론인 것이다. 실제로 우리 요양원에 와서 병원치료와 식이요법을 적절히 병행하고 건강법칙을 실천함으로써 면역력을 높여 회복되는 환자의 수는 셀 수 없이 많다.

(2) 자연식이요법으로 완성시킨 건강법칙 8가지

나는 식이요법을 중심으로 한 생활개선, 다시 말해 건강법칙 8가지를 지키는 것이야말로 투병생활의 기본이라고 생각한다. 이러한 치료법은 현재 의료계에서도 적극적인 관심을 가지고 보완의학으로 받아들이려고 노력하는 분야이기도 하다.

건강법칙 8가지는 앞으로 자세히 설명하겠지만 균형 있는 영양식 생활, 적당한 운동, 물을 충분히 마시기, 햇볕을 적절히 이용하기, 모든 일에 절제하기, 신선한 공기 충분히 마시기, 충분한 휴식, 편안한 마음 등의 생활원칙을 주요 내용으로 한다. 이 가운데서도 첫 번째 항목인 영양식생활을 내가 20년의 경험을 통해 실천방법 면에서 완성시킨 것이 바로 자연식이요법이다.

불모지나 다름없던 자연식이요법에 대한 인식은 여러 우여곡절이 있었지만 20년의 세월이 흐르면서 많이 바뀌었다. 식이요법에 대한 사람들의 관심도 높아졌고, 암 환자의 필수식단에서도 자연식이요법이 중요한 자리를 차지하기에 이르렀다. 아직도 부족한 점이 너무 많지만 그래도 암 환자들에게 자연식이에 대한 새로운 장을 열어주는데 작은 역할이나마 하게 된 것을 나는 생애의 큰 보람으로 여기고 있다.

자연식이와 생활개선을 중심으로 한 현대의학적인 치료를 병행하는 암 환자 전문요양병원들도 많이 생겨났고, 환자에게 두 가지를 병행하도록 권하는 의사의 수도 늘고 있다. 나는 이것이 바로 자연식이요법이 환자의 회복을 돕는데 긍정적인 작용을 한다는 사실이 입증된 증거라고 생각한다. 너무도 고무적인 현상이 아닐 수 없다.

자연식 요양원을 시작한 초창기에는 병원에서 치료가 어렵다는 말을 들은 환자들이 지푸라기라도 잡는 심정으로 많이 찾아왔다. 하지만 이제는 자연식이에 대한 정보를 여러 방면으로 접한 환자들이 병원치료보다는 대체의학을 선호하여 오는 경우가 많다. 심지어 병원치료를 포기하면서까지 요양원을 찾는 환자들도 있는데, 그런 환자들에게 나는 자연식이요법과 병원치료를 적절히 병행하는 게 좋다고 권한다.

실제로 요즈음 들어서 식이요법, 면역요법, 정신요법은 현대의학에서도 과감히 받아들일 뿐만 아니라 적극적으로 나서서 연구하고 발전시키는 분야가 되고 있다.

돌이켜 보면, 다시 돌아가라면 도저히 되돌아갈 수 없을 것 같은 힘겨운 여정이었다. 하지만 나는 이 길이 암을 예방하고 극복하기 위해서 애쓰는 환우들과 그들의 가족, 의료진 모두에게 반딧불이 같은 작은 빛이라도 되어 길잡이 역할을 해줄 것이라고 확신하고 있다.

2 건강한 재료가 건강한 식단을 만든다

몸은 우리가 먹는 음식으로 유지된다. 모양과 영양소가 같아도 살아 있는 음식이 있고, 썩고 병든 음식이 있다. 현대 산업사회는 식문화를 풍요롭게 만들었지만 풍요 속의 빈곤이라는 말처럼 영양 과다와 영양 불균형이라는 무서운 현상을 초래했다.

건강하지 않은 식생활이 질병을 부르는 주범이 되고 있는 것이다. 보다 행복하고 만족스러운 삶을 위해 지금 우리가 하고 있는 식생활을 점검하고 반성해 볼 필요가 있다.

흰쌀, 흰밀가루, 흰설탕처럼 비타민과 무기질이 깎여나간 정제식품을 상식하면 비타민과 무기질이 부족하기 쉽다. 반찬도 채소 위주가 아닌 생선이나 육류 위주로 하면 비타민, 무기질, 섬유질 등 영양대사에 꼭 필요한 필수영양소가 결핍된다. 그래서 부분 과식과 부분 빈식으로 인한 대사장애가 뒤따르게 되고, 그로 인해 암이나 당뇨병, 고혈압을 비롯해 식생활 잘못으로 인한 각종 만성 질병에 걸릴 수 있다.

식생활의 불균형을 해결하기 위해 각종 비타민제와 건강기능식품을 섭취하면 또 다른 불균형을 초래할 위험이 있다. 종합정제비타민은 많이 알려지고 효력 연구가 많이 된 비타민만 종합적으로 생산하기 때문에 우리 몸에 필요한 성분을 골고루 공급하지 못하는 경우가 많다. 과부족이 될 가능성이 높고, 지용성 비타민의 경우는 과량 복용하면 몸에 독성이 생길 수도 있다.

인체는 부족한 영양소가 있으면 스스로 합성하여 쓰고, 과하면 배출해 버리는 놀라운 기능을 갖고 있다. 하지만 그 가운데는 꼭 먹어주어야만 채워질 수 있는 필수영양소가 있는데, 이런 필수영양소는 적은 양이어서 자칫 소홀히 취급당할 수가 있다. 필수영양소 부족현상이 장기간 지속되면 인체는 결국 생체리듬이 깨지고, 그 결과로 암을 비롯한 각종 만성 질병에 걸리게 되는 것이다.

뿐만 아니라 우리가 사먹는 가공식품에 들어간 각종 화학첨가제는 건강을 해치는 강력한 위험요소이다. 생명의 순환고리가 깨지지 않은 상태에 있는 자연식품을 통해서만 인체에 필요한 요소를 합리적으로 채울 수가 있다.

(1) 균형 있는 자연식생활

- 우리 몸이 필요로 하는 식품을 균형 있게 때맞춰 섭취한다.
- 유전자 조작식품, 정제가공식품, 과식, 빈식, 폭식, 간식을 피한다.
- 영양소가 아닌 기호식품, 짜고 맵고, 지나치게 뜨겁거나 차가운 음식은 피한다.
- 화학식품첨가물을 넣고, 복잡한 가공공정을 거쳐 오래 보관하는 식품은 피한다.
- 버터, 마요네즈, 치즈, 쇼트닝 섭취를 삼가고, 기름에 튀기고 지진 것도 삼간다.

좋은 식생활은 단백질, 탄수화물, 지방질, 비타민, 무기질, 섬유질, 효소가 골고루 갖추어진 균형 있는 영양식에서 시작된다.

우리 식생활에서 잡곡과 채소가 차지하는 비중이 많지는 않다. 하지만 충분히 먹어주지 않을 경우 우리 몸에 꼭 필요한 성분이 결핍되는 것이 문제이다. 정제되고 가공되어서 장기간 보관되는 식품은 산소와 결합하여 산패되거나 활성산소가 많이 생기는 반면, 신선한 자연식에는 산화를 막아 주는 항산화제가 많이 포함되어 손상된 세포를 수리하고 재생시켜 준다.

제철에 나는 식물을 충분히 먹어 주면 인체는 저장 기능이 있으므로 넘치면 저장하고, 부족하면 방출하여 균형을 잡아준다. 일 년 내내 같은 음식을 먹으려고 애쓰지 않아도 된다. 철 따라 나오는 과일과 채소를 그때그때 충분히 먹어주고, 또한 상식해야 되는 식물은 상식을 하면 된다. 특히 5대 영양소 중에서도 가장 결핍되기 쉬운 무기질을 적절히 섭취하면 인체는 생체리듬을 스스로 조절하여 건강을 지켜준다.

곡식의 주성분은 힘과 열을 내는 탄수화물인데, 탄수화물이 우리 몸에서 에너지로 쓰이기 위해서는 비타민B 복합체를 비롯한 각종 비타민과 미네랄이 충분히 있어야 한다. 비타민과 미네랄 자연당질은 곡식의 씨눈, 껍질, 채소, 해초류, 버섯류, 과일, 견과류, 버섯소금 등에 풍부하다. 사람이 생명을 유지하려면 먼저 체조직의 구성 보충 성분인 단백질과 에너지를 내는 성분인 탄수화물이 있어야 한다. 그리고 이 두 기능을 보조하고 조절하는 일을 하는 영양소가 비타민과 미네랄이다.

보조한다고 하면 덜 중요하게 생각할 수도 있으나, 보조 없이는 체조직이 구성될 수 없고, 대사작용을 원활히 해서 에너지를 낼 수도 없기 때문에 비타민과 미네랄이 없으면 생명이 유지되지 못한다.

흰쌀, 흰밀가루, 흰설탕, 흰소금, 정제된 지방 등은 비타민과 미네랄이 깎이고 벗겨져 나간 상태이다. 따라서 이들만 섭취해서는 비타민과 무기질의 절대량이 부족할 수밖에 없다.

(2) 토종 씨앗의 힘

자연식이란 말 그대로 자연상태에서 생명유지에 필요한 음식을 섭취하는 것을 말한다. 식물의 생약성이 과학으로 밝혀지고, 식이요법을 통해 질병회복에 많은 도움을 얻게 되면서 최근에는 식품첨가물과 육식을 제외한 통곡식과 과일 채소를 일컫는 말이 되었다.

사람의 몸은 자생력을 갖고 있기 때문에 독소를 제거하고 결핍된 영양소를 보충해 주면 놀라운 회복력을 나타낸다. 자연식은 우리 몸의 생명유지에 꼭 필요한 이러한 영양소를 균형 있게 갖추고 있다. 그렇지 않고 식생활을 불균형하게 해서 우리 몸에 꼭 필요한 영양소가 장기간 결핍되거나 불필요한 것이 장기간 몸안에 쌓이면 독소가 되어 몸이 병든다.

우리 요양원에서는 곡식, 콩, 들깨, 미나리를 비롯한 일부 야채 종류와 산야초만이라도 토종을 사용하여 식단을 준비하고 있다. 토종 씨앗이란 조상 대대로 우리나라에서 자란 야생종이나 자가 채종하여 재배한 종자, 수천 수백 년 전에 우리나라에 들어와서 오랜 세월에 걸쳐 재배되어 온 종자들을 말한다. 토종 종자들은 스스로 대를 이어가는 생명력을 가지고 있다.

또한 토종 씨앗이란 유전자변이나 유전자조작을 하지 않아서 생명의 순환고리가 깨어지지 않고 생리활성물질이 그대로 살아 있으며, 스스로 대를 이어 씨앗을 보존하는 힘을 보유하고 있다. 이런 식물들은 인간의 생명 유지에 꼭 필요한 영양소를 균형 있게 가지고 있으며, 항산화물질도 풍부하여 인체의 면역력을 높여 준다.

나는 앞으로 뜻있는 사람들, 그리고 회복된 암 환자들과 함께 토종 농법에 대해 연구하고 토종 씨앗 보급에도 한 부분을 담당하려는 생각을 갖고 있다. 몸과 마음이 지칠 대로 지친 환자들이 속히 원기를 회복하고 일상의 건강한 삶으로 돌아가 주기를 바라는 간절한 마음으로 최선을 다할 생각이다. 앞으로 전국 각지를 다 뒤져서라도 토종 씨앗을 찾아내어 심고 가꾸면서 우리의 소중한 자원을 지켜갈 각오이다.

30~40년 전만 해도 시골 농가에 가면 초가지붕 밑 서까래에 다음 해에 농사지을 종자 주머니들이 주렁주렁 매달려 있고, 고방에는 볍씨를 비롯한 온갖 곡식의 씨앗들이 보관되어 있었다. 이 씨앗들은 다음해 봄이 되면 절기에 맞춰 밭에 파종하여 가을에 수확했다. 수확할 때 가장 튼튼하고 실한 것을 골라서 다시 이듬해 종자로 구분해 두었는데, 요즈음 시골 농가에서는 찾아 볼 수 없는 풍경이 되고 말았다.

토종 씨앗은 일제 강점기와 6.25 전쟁을 겪으면서 국외로 많이 유출되었고, 농가에서는 보다 많은 수확을 얻기 위해 개량종만 골라 재배하기 시작했다. 그러다 보니 어느새 토종 종자는 소리 소문 없이 사라지고, 현재 우리나라에는 수천 가지가 넘던 원종이나 토종 씨앗은 일반 농가에서 찾아볼 수 없게 되었다.

토종 씨앗은 우리가 이 땅의 주인으로 발붙이고 살아 갈 수 있도록 해주는 천연자원이며, 각 지역에서 다양한 종류로 그 지역 특성에 적응하여 자라면서 스스로 대를 잇고, 우리가 먹고 건강하게 살 수 있는 생리활성물질들을 만들어 준다. 도시에 살든 시골에 살든 우리 모두가 농민의 후손들이다. 하지만 오늘·이렇게 우리의 토종 씨앗을 잃어버리고 병들게 될 줄은 미처 몰랐다. 진작 알았다면 그렇게 쉽게 내다 버리지 않았을 것이다.

'굶어 죽어도 종자 자루는 베고 죽는다.'는 말이 있을 만큼 우리 조상들은 종자를 소중히 여기고 지켜 왔다. 그러던 우리가 어떻게 불과 20~30년 사이에 그 많던 종자들을 씨도 남기지 않고 버릴 수 있었는지 안타까울 따름이다. 없어진 잡곡과 채소 씨앗들 중에는 우리가 꼭 먹어야 되는 생명물질이 들어 있는 것들이 많다.

세계적인 장수 국가로 알려진 파키스탄의 훈자 마을이나 코카서스 같은 곳에서는 자기들의 토종 작물인 작은 감자와 야채를 먹고 건강하게 살았다. 그러던 것이 문명국에서 개발한 다수확 품종인 큰 감자와 코카콜라, 햄버거 등이 들어오면서 지금은 장수국의 명예를 내려놓아야 될 위기에 처하고 말았다.

우리도 작고 못 생긴 여러 가지 토종 작물 대신 크고 돈이 되는 개량 작물만을 좋아하다가 국민 다수가 반 건강인의 상태가 되고, 종자 식민지 국가로 전락하는 것은 아닌지 반성해 보아야 한다. 다행히 토종 씨앗에 대한 중요성을 먼저 인식하고, 토종 씨앗 수집과 보존에 평생을 바치는 분들이 있어서 작은 수의 토종 씨앗이나마 명맥이 유지되고 있다. 토종 씨앗이 사라진 자리는 다국적 종자 회사들이 종자개량, 유전자변이, 유전자 재조합을 해서 탄생시킨 종자들이 대신하고 있다.

우리가 먹는 식물은 생합성을 해야 흡수가 잘 되는데, 생합성과 광합성의 생명순환고리가 교란된 유전자변이 종자와 화학비료, 농약이 우리 인체에 미치는 영향은 상상을 넘어설 정도로 심각하다. 채식만으로 안심할 수 있는 시대가 아니고, 어떤 종자인가를 고민해야 하는 시대가 된 것이다.

(3) 산야초

  우리나라의 산과 들에 자생하는 식물은 수만 종에 이르고, 그 중에서 식용과 약용으로 쓰는 산야초만도 6천~7천 종에 이른다. 산과 들에 자라는 식물의 향과 맛에는 온갖 약 성분이 들어 있다.

  이동의 자유가 있는 동물들은 생존환경이 나쁘면 옮겨서 살면 되지만 이동의 자유가 없는 식물들은 태어난 그 자리에서 수명이 다할 때까지 살아남아야 하기 때문에 생명력이 동물에 비해 월등히 강하다. 대부분의 약재가 식물인 이유도 이와 무관하지 않다.

  또한 식물은 추운 겨울을 이겨내기 위해 에너지를 속으로 비축하여 추위에 대한 내성을 가져야 하고, 해충이 달려들면 막아낼 특수한 향을 만들어야 하며, 가지가 부러지면 부러진 부분으로 병균이 침입하지 못하도록 진액을 분비하여 치료해야 한다. 아무리 노력해도 더 이상 살아남지 못할 것으로 판단되면 모든 에너지를 총동원하여 씨앗을 만들어서 후손을 남겨 대를 잇게 하고 자신은 고사한다.

  식물이 생존하기 위해 만들어 내는 생리활성물질은 모두가 약이며, 병든 우리 몸을 치유할 수 있는 에너지가 된다. 그래서 선조들은 초근목피를 약으로 삼아 건강을 다스리고, 생명도 유지해 왔던 것이다. 물 맑고 햇볕 따뜻한 산자락에 핀 야생화는 우리의 생명을 소생시킬 수 있는 생리활성물질을 머금고 있다.

  자연을 배우는 겸손한 지혜만 있다면 야생화의 아름다움과 향기를 감상하는 것만으로도 건강에 활력소가 될 것이다. 솔직히 말해 산천초목 가운데 약 아닌 것이 없고 차 아닌 것이 없다. 산야초는 제철에는 나물로 먹고, 말려 두었다가 차나 묵나물로 먹는다. 초봄에서 초여름 사이에 나는 백여 종의 식물뿌리, 잎, 줄기, 꽃, 열매를 채취하여 숙성시켜서 산야초 효소를 만들면 몇 년을 묵혀도 쓸 수 있다. 해가 묵을수록 더 좋은 효소가 되는데, 가히 비타민과 효소의 보고라고 할 수 있다.

소량을 희석하여 마셔도 허기를 면하고 원기를 북돋워 주며, 항암으로 쇠약한 환자들에게 아주 좋다. 누구나 손쉽게 만들 수 있는 산야초의 영양과 약효는 이루 말로 다 표현할 수 없을 정도이다. 지금처럼 유전자변이나 유전자조작 식품에 대한 불안감이 만연한 시대에는 지천에 널린 산야초를 이용하여 음료나 식재료로 삼는다면 그 유익함은 엄청날 것이다.

모든 나무와 풀에는 독성이든 약성이든 생리활성물질이 들어 있으며, 이것을 잘만 이용하면 죽어 가는 사람도 살려내는 명약이 될 수 있다. 1천 미터 고지의 웅장한 봉우리 일곱 개가 모여 있어 영남의 알프스라 불리는 이곳 경주 산내면에는 명산인 문복산(1014m)이 있는데, 예로부터 약초가 많다 하여 약산이라고 불리기도 한다. 문복산 자락 해발 500m 고지에 위치한 이곳 자연식의 집은 각양각색의 산야초가 지천에 가득하다.

봄눈이 채 녹기도 전에 고로쇠 물을 시작으로 찾아오는 문복산의 봄은 모든 풍성한 산야초로 사람들에게 활력과 생기를 준다.

(4) 약이 되는 제철 야채

　무기물과 유기질이 풍부한 비옥한 토양에서 자란 식물은 병충해에 강하며 맛과 영양도 뛰어나다. 필요한 영양소가 충분하고 일조량과 물이 적당하면 병충해가 아무리 덤벼도 스스로 물리칠 수 있는 저항력이 있기 때문에 해를 입지 않고 튼튼하게 잘 자란다.

　자연상태에서 튼튼하게 생장하여 제철에 수확한 식물들에는 우리의 병든 몸을 회복시킬 수 있는 생리활성물질이 풍부하게 들어 있다. 그러니 투병생활에 지친 환자들은 이러한 자연식물을 주식으로 먹어야 한다. 특히 항암 중에 있는 암 환자들은 비타민을 건강할 때보다 두 배 이상 먹어 주어야 하는데, 영양이 풍부한 자연식을 충분히 먹어 주는 게 반드시 필요하다. 암 환자의 상당수가 영양실조라는 조사결과도 있다.

　제일 좋은 식물은 풍작으로 가격이 싼 제철 농산물이다. 식물의 작황이 좋다는 것은 일조량과 수분, 조건이 맞아서 광합성이 잘 이루어져서 생장이 잘 되었다는 것이다. 악조건에서 생산된 흉년 식물보다 호조건에서 생산된 풍년 식물이 영양과 맛이 훨씬 뛰어나다. 지금은 식물들이 거의 제철 없이 생산되는 시대이나 모양은 같아도 내용은 같지 않다. 계절에 따라서 우리 몸이 필요로 하는 물질이 따로 있기 때문에 이러한 구분을 무시하면 인체는 혼란을 겪게 된다.

　예를 들어 오이, 수박, 참외와 같은 대표적인 여름철 식물은 뜨거운 계절에 성장하기 때문에 열로 인한 해를 받지 않으려고 냉기를 끌어당겨서 세포 속에 쌓아놓기 때문에 찬 성질이 강하다. 이런 찬 성질의 식물을 겨울에 먹는 것은 득보다 실이 더 많다. 반대로 무는 햇볕이 부족한 땅속에서 자라기 때문에 열을 저장해 따뜻한 성질을 갖고 있는데, 더운 여름철에 무를 많이 먹는 것이 바람직하지 않은 이유이다.

제철 식물이 맛이 좋은 것은 영양소가 풍부하기 때문이며, 맛이 없다는 것은 영양소가 부족하거나 아예 없다는 것을 반증한다. 겨울에 먹는 수박과 오이, 참외가 한여름에 먹는 것과 맛이 다르며, 여름에 먹는 무가 겨울에 먹는 무와 맛이 다른 이유가 바로 여기에 있다.

제철 아닌 때에 생산되는 식물은 영양소가 부족할 뿐만 아니라 자연적인 생태환경이 아닌 인공적인 재배를 한 것이기 때문에 모양은 같아도 그 안에 든 내용물은 서로 다르다. 성장촉진제를 비롯한 온갖 약제들이 사용되기 때문에 몸에 이로운 영양과 생리활성물질이 빠지고, 그 자리에 몸에 해로운 다른 독성물질이 대신 들어간 것이다. 그러니 제철이 아닌 식물을 즐겨 먹는 것은 이롭지 못하다.

사람들이 언제부터인가 청개구리 삼신이 들어서 반대로 하기를 좋아해 비싼 것이 맛있다고 하면서, 흔하고 값싸며 몸에도 좋은 제철 식물은 외면하고, 흉작으로 값이 비싸거나 비닐하우스에서 재배된 제철 아닌 것들을 좋아하는 이상한 습성이 생겼다.

우리 농장에는 밀순, 보리순, 케일, 컴프리, 비트 등 녹즙용 야채와 토종 상추, 치커리, 쑥갓, 양상추, 컬리 플라워, 브로콜리, 양배추와 같은 생야채, 그리고 오이, 고추, 가지, 토마토 등 열매 채소, 시금치, 건대, 아욱, 곤달비, 머위, 달래, 토란, 파, 부추, 열무, 배추,

야콘, 고구마, 옥수수, 피마자, 호박, 콩, 오크라, 참마처럼 먹으면 약이 되는 야채들이 순수한 자연환경 속에서 자라고 있다.

자연식은 육류 섭취를 제한한다. 동물성 단백질은 식물성 단백질보다 쉽게 소화되는 대신, 인산이나 황 성분이 많이 들어 있어서 우리 몸을 암세포가 좋아하는 산성상태의 몸으로 만든다. 몸이 산성상태가 되면 정상적인 세포가 만들어지기보다는 손상되거나 비정상적인 암 세포가 증식하기에 유리하다.

또 여러 가지 호르몬, 특히 도살될 때 동물의 몸에서 나오는 스트레스 호르몬들, 그리고 오로지 식육을 위해서만 길러지는 동안 동물들이 먹는 생장호르몬이 포함된 육류는 먹는데 극히 신중을 기해야 한다. 암을 이겨내기 위해 싸우는 환자가 이런 음식을 섭취하는 것은 대단히 위험한 행위이다. 이런 이유로 자연식에서는 단백질 공급원으로 불안한 동물성 단백질 대신 식물성 단백질을 선호한다. 다만 항생제나 생장촉진제를 사용하지 않은 계란은 권할 만하다. 계란은 우리 몸에 실보다 득이 많은 음식이다.

(5) 소금 이야기

소금은 사람의 생명 에너지로서 그 기능이 다양하며 건강유지에 절대적으로 필요하다. 인체의 세포 속에는 0.9%의 염분이 있으며, 이 염분은 사람이 먹는 식물들 속에 포함되어 있기 때문에 곡식과 채소, 열매를 따먹고 살던 시절에는 따로 소금을 먹지 않아도 되었다. 그러나 인류가 수렵을 통해 동물을 먹이로 하기 시작하면서 따로 염분을 섭취하기 시작했다.

소금의 주요 성분은 나트륨, 염소, 칼륨, 마그네슘, 칼슘이다. 소금이 생명 유지에 필수 물질임을 안 선조들은 소금을 아주 귀한 물건으로 여겼다. 소금이 화폐 대신 통용되었고, 소금의 주산지를 중심으로 교역이 발달하고, 그곳에 신앙적인 의미가 부여되기도 했다.

 소금은 기능에 따라 공업용과 식용, 정제염과 자연염으로 분류

- **정제염** : 바닷물에 포함된 불순물과 미네랄을 99.8% 제거한 기계염과 염소와 나트륨을 화학적으로 조합한 화학염이 있다. 정제염은 순수 염화나트륨의 결정체로서 염도는 높으나 인체에 필요한 미량원소는 포함하고 있지 않다.
- **자연염** : 인체에 필요한 미량원소를 많이 함유하고 있는 천일염, 호수염, 암반염 등이 있다. 자연염은 광물로 분류되기 때문에 바로 식용으로 사용할 수 없고, 불순물을 제거시키는 가공공정을 거쳐야 식용으로 사용할 수 있다.
- **천일염** : 바닷물을 염전으로 끌어들여서 햇볕에 수분을 증발시키고 얻는 결정체인데, 우리나라에서 생산되는 천일염은 인체에 필요한 무기질을 다량 함유하고 있기 때문에 가장 좋은 소금이다. 하지만 해로운 불순물도 많이 포함되어 있기 때문에 불순물이 완전히 제거된 가공 천일염이 좋다.

나는 소금의 중요성과 문제점을 잘 알기 때문에 환자들이 먹는 음식에는 천일염을 물로 씻어 말려서 불에 구운 것을 사용한다. 물로 씻을 때 약 50% 정도 소금이 유실되면서 불필요한 물질들이 제거되고, 불로 굽는 과정을 통해 바다의 오염 때문에 천일염이 가지고 있는 불순물과 중금속이 제거되어 식용으로 믿고 쓸 수 있는 안전한 소금이 된다.

또한 천일염에 포함된 간수나 불순물이 가지고 있는 떫고 쓴맛을 제거한 순수한 짠맛은 천연조미료로서 음식에 깊은 맛을 살려 준다. 여기에 버섯, 다시마, 무, 양파, 콩 등의 액즙을 첨가하여 만든 '버섯 소금'은 ph9.5의 강알칼리성이며, 산성으로 기울기 쉬운 현대인의 식생활에 알칼리성을 부여해 산, 알칼리의 균형을 잡아 주는 역할을 한다.

또한 천일염에 포함된 인체에 유익한 미네랄 성분을 더 강화하면 5대 영양소 중에서 가장 결핍되기 쉬운 무기질의 주공급원이 된다. 현대인의 식생활은 단백질, 탄수화물, 지방질은 과잉되는 반면 비타민, 무기질은 부족한 상태이다. 비타민은 과일이나 야채를 먹어 보충할 수 있지만 무기질은 생수나 소금에서 취해야 하는데 물은 정수기를 사용하고, 소금도 대부분 정제염을 사용하는 현실에서는 무기질 섭취가 매우 부족하다.

암 환자가 되면 체력싸움에서 승패가 갈린다 해도 과언이 아니다. 우리 요양원에 온 환자들이 많이 회복되는 것은 무엇보다도 소금을 적절히 사용하는 게 주효했다고 나는 생각한다. 우리 몸이 필요로 하는 5대 영양소, 특히 결핍되기 쉬운 무기질 부분이 충족되는 식생활 덕분에 깨어진 생체리듬이 바로잡히고, 환자들의 체력이 좋아지면서 병을 이길 수 있는 면역력이 강화된 결과인 것이다.

인체에 필요한 무기질을 적당히 함유하고 있는 소금을 적절히 사용하면 질병 회복은 물론 예방에도 크게 도움이 된다.

소금의 인체 내 역할

소금은 신진대사를 촉진시켜 음식물을 분해하고 노폐물을 배설시키며, 세포 속에 있는 독소를 밀어내고 새로운 영양소를 받아들이게 하여, 혈액의 산성화를 막고 면역력을 높여 준다.

또한 인체의 삼투압을 유지시키며 혈액, 체액 등 모든 조직에 염분을 유지시켜 주고, 산과 알칼리성의 균형을 유지시키고, 신경세포의 전달을 신속하게 하고 근육의 탄력성을 유지시켜 준다.

소금은 또한 적혈구 생성과 그 활동을 도와준다. 위산, 쓸개즙, 취액, 장액의 분비를 돕고 알칼리성을 부여해 pH를 조절해 준다. 또한 장 연동운동을 돕고, 장 기능을 높이며, 염분이 균형을 이룰 때 적혈구의 활동이 촉진되고, 혈관내막에 침착된 광물질을 흡수 제거하여 혈관을 정화해 준다.

 우리 몸에 소금 성분이 부족하면

- 뼈 약화, 각막 건조와 각질화, 성기능 저하, 부신비대, 세포기능 변화, 성장 부진 등이 나타난다.
- 식욕감소, 소화불량, 구토 설사 등의 증상이 나타난다.
- 근력저하, 심장과 호흡기 근육이 약해지고 신경이 예민해진다.
- 세포분열에 이상이 오며 근육에 경련이 일어나고 정서불안이 온다.
- 손발이 냉해지고 원형탈모, 피부병, 신장과 심장질환이 생길 수 있다.

소금은 세포 생산을 촉진시키며, 주근깨, 기미, 여드름, 상처 등의 치료에 도움이 되고 해독 살균 작용을 한다.

소금은 우리의 생명 유지에 필수 물질인 미량원소 무기질을 다량 함유하고, 인체가 건강을 유지할 수 있도록 조절하는 중요한 역할을 한다. 항암 후유증으로 토하고 밥을 못 먹는 환자에게 된장국을 맛있게 끓여주면 입맛을 찾아 밥을 먹는다. 소금이 해롭다는 오해 때문에 꼭 필요한 양도 먹지 않아서 멍하게 기운이 없고 복수가 빠지지 않는 경우도 있다.

모든 물질이 그러하지만 소금 역시 과해도 해롭고 부족해도 해롭다. 하루 평균 적정량은 8g정도이며, 이는 사람에 따라서 다를 수 있다. 우리 요양원에서는 양질의 소금을 적당하게 사용하는 것이 환자 회복에 중요하다는 사실을 알고 나 나름의 비법으로 다양한 소금을 개발하고 이를 상품화해서 시중에 판매하고 있다.

(6) 천연양념의 생약성

음식의 주재료가 몸통이라면 양념은 그 몸을 덮는 옷이라고 할 수 있다. 옷에 명품과 짝퉁이 있듯이 양념에도 명품과 짝퉁이 있다. 화학조미료가 아닌 자연에서 얻은 재료를 그대로 사용하거나 자연적인 방법으로 숙성 발효시킨 천연양념이 명품 양념이다.

천연양념은 생리활성물질과 약성이 풍부하여 주재료와 결합하여 음식의 맛을 살려내고 영양의 균형을 잡아주는 역할을 한다. 주재료의 영양소를 파괴하는 것이 아니라 보완하고 상승시키는 것이다. 양념은 주재료 속에 숨어 있는 맛을 끄집어내어 조화를 이루어 맛을 좋게 만든다. 천연양념은 그 자체가 약이 되는 식물들을 이용하여 짠맛, 신맛, 단맛, 쓴맛, 매운맛 등 다섯 가지 미각을 느끼도록 음식의 맛을 살려주고, 식욕을 만족시켜 주며, 생명활동에 꼭 필요한 영양소를 공급한다.

자연계에서 얻는 명품 양념은 살아 있는 영양소를 함유하고 있기 때문에 스스로 생성하고 소화 분해되는 에너지 순환법칙에 순응한다. 반면에 짝퉁 양념은 인간의 이기심과 허영심의 산물이라고 할 수 있다. 영양소와 생리활성물질은 전혀 없고 혀끝으로 진짜 양념과 유사한 맛만 느끼게 하고, 눈을 현혹시켜서 마치 진짜같이 행세하는 빈 깡통 같은 화학물질인 것이다.

화학양념은 오히려 독성을 가지고 있다. 주재료의 영양소가 파괴되거나 깎여나간 부분을 방부제, 발색제, 착색제, 보존제, 탄력제, 항생제, 성장촉진 호르몬, 살충제, 살균제와 같은 유해물질로 대신 채우기 때문이다. 이런 유해물질은 우리 몸을 파괴하는 독소들이며, 결국 우리 몸을 병들게 하는 주범이 된다.

짠맛

소금은 음식물 주재료 속으로 침투하여 재료에 들어 있는 맛과 영양소를 밖으로 나오게 하여, 서로 조화를 이루며 영양을 상승시켜 주면서 깊은 맛을 느끼게 한다. 뻣뻣한 것을 유연하게 하고, 맛을 조절하며, 양념의 기본으로서 혈관과 신경에 깊이 관여한다. 소금의 주영양소는 무기질인데 화학염과 정제염(맛소금)에는 나트륨만 99% 들어 있다. 따라서 흰밀가루, 흰설탕, 흰소금은 해롭고 천일염이 가장 무기질이 풍부해서 좋다.

무기질은 5대 영양소 중에서 가장 중요한 역할을 인체 내에서 감당하고 있으나 바다 오염으로 인해 불순물이 많이 포함되어 안전하지 못하다. 이 문제를 해결하기 위해 우리 요양원에서는 천일염 가공 소금을 개발해서 판매하고 있다. 화학조미료는 일체 사용하지 않고 오직 우리가 만든 소금만 가지고 모든 음식을 조리한다.

단맛

탄수화물은 포도당으로 전환되어 인체에 흡수되기 때문에 단맛 자체만으로도 기력을 상승시키는 역할을 수행하며 음식의 맛을 살린다. * 꿀 조청 감초

신맛

신맛은 진액을 생성하고 소화를 촉진시키기 때문에 입맛이 떨어지고 식욕이 없을 때는 좋으나, 수렴작용을 하므로 감기나 감염성 질환이 있을 때에는 병의 기운을 안으로 끌어 들이기 때문에 좋지 않다. *레몬 오미자 매실

쓴맛

쓴맛은 기운을 아래로 내리는 성질이 있다. 변비를 해결하는 용설

작용, 기침을 치료하는 강설작용, 해열하는 청설작용이 있다. 관절
통 등 습으로 인한 질병을 치료하는 효과가 크다. *씀바귀 치자

매운맛

매운맛은 통각 작용이다. 고추에 들어 있는 캡사이신은 소화액 캡
신의 활동을 촉진시켜 소화액의 분비를 도와준다. 발산작용이 있으
므로 열을 밖으로 배출한다. 강한 매운맛은 소화기계에 손상을 주어
여러 가지 질병의 원인을 제공하기 때문에 과도한 사용은 피한다.
*고추 생강 마늘 천궁

(7) 물의 효능

물을 적절하게 잘 사용하면 질병의 예방과 회복에 많은 도움을 줄
수 있다. 인체는 70~80%가 물로 구성되어 있으며, 우리는 물 없이
살아 갈 수 없다. 우리 몸은 약 60조 개의 세포로 구성되어 있는데,
각 세포는 물로 채워져 있으며, 사실상 물에 떠 있는 셈이다.

물은 신체 각 기관, 그리고 관절과 관절 사이에 윤활유 역할을 하
여 관절과 뼈, 근육섬유, 지방세포의 손상을 방지해 준다. 인체 내
모든 공간마다 물이 조금씩 채워져서 장기와 장기 사이, 조직과 조
직 사이에 마찰로 인한 손상을 방지하는 역할을 한다.

우리가 물을 마시면 식도와 위, 소장을 거쳐 대장에서 흡수되며
혈액을 통해서 각 신체조직에 공급되고 순환되면서 축적된 노폐물
을 소변, 땀, 피부를 통해 밖으로 내보낸다. 순수한 물을 많이 마셔

야 인체 내부가 깨끗이 청소되어 기능이 증진되며 피가 맑아야 영양
공급이 잘 되고 저항력이 높아진다.

　하루에 필요한 양의 물을 충분히 마시지 않으면 신경이 예민하고
날카로워서 대인관계가 원만치 않고 생체리듬도 원활치 못해 투병에
서 불리해진다. 만성 탈수상태에서는 온전한 건강을 기대하기 어렵
다. 약물을 복용하거나 항암치료를 받는 환자들은 빠른 해독을 위해
물을 평소보다 더 많이 마셔야 한다. (복수나 부종이 있는 환자는 예외)

　우리 몸도 수입과 지출의 균형이 맞아야 건강해진다. 물도 하루
소모량이 매일 부족 없이 채워져야 물 부족으로 인한 질병에 걸리지
않는다. 개인의 상태와 계절에 따라서 약간의 차이는 있으나 평균
적으로 인체가 하루에 사용하는 물의 양은 2500cc~3000cc이며, 그
가운데 절반은 음식을 통해 섭취하고 나머지는 맹물로 마셔 주어야
한다. 음식 먹을 때 물을 함께 마시면 소화액이 희석되어 소화에 지
장을 초래하기 때문에 식사 시간에는 물을 피하고, 식후 두 시간 뒤
부터 식전 30분 전 사이에 마시는 것이 좋다.

　몸에 물이 지속적으로 부족하면 세포핵 내의 DNA 손상, 세포 수용
체 이상, 호르몬 조절체계의 불균형 등이 초래되며, 이상 세포에 대
한 자각능력 부족으로 암을 비롯한 여러 가지 질병의 원인이 된다.
커피, 차, 음료수, 맥주 등을 마시면 그 자체에 포함된 물보다 더 많
은 양의 물을 배출시키게 된다. 따라서 갈증 해소 목적으로 마시는
차나 음료수는 오히려 탈수를 조장하기 때문에 피하는 것이 좋다.

　뜨거운 음료나 뜨거운 물을 마실 경우는 발한작용으로 많은 수분

이 증발되기 때문에 상대적으로 더 많이 마셔야 하며, 항암 중에 있는 환자와 화학약품을 지속적으로 섭취하는 사람은 평소보다 물을 더 많이 마셔야 세포가 피해를 덜 입는다. 지속적으로 물을 적게 마시는 사람은 목마름 자체를 느끼지 못해 만성 탈수상태가 될 수 있다. 만성 탈수는 피를 끈적끈적하게 만들고 혈액순환을 방해하여 세포에 산소와 영양공급이 제때 이루어지지 않고, 그 결과 저항력의 활동을 둔화시켜서 결국 심각한 질병으로 이어지게 된다. 우리 몸은 화학적인 내용물이 포함되지 않은 순수한 물을 필요로 하는 만큼 충분히 마셔 주면 질병의 예방뿐 아니라 치료에도 많은 도움이 된다.

✔ 물이 인체에서 하는 중요한 역할

- 물은 우리 몸의 구성성분 중 가장 많은 양을 차지하고 체온을 유지시킨다.
- DNA 손상을 예방하고 고치며, 변형을 줄여 준다.
- 섭취한 음식물을 잘게 부수고 비타민, 무기질을 용해시키며, 음식물의 소화와 대사에 중요한 역할을 한다.
- 세포에 산소를 운반해 주며, 배기가스를 수거하여 폐로 보내 처리한다.
- 체내에서 나온 노폐물을 간과 신장으로 보내 처리한다.
- 관절 간극에 윤활유 역할을 하며 관절염과 요통을 예방한다.
- 척추디스크에 충격흡수 완충 역할을 하며, 배변을 원활히 하고 심장마비와 뇌졸중의 위험을 줄이고, 심장동맥과 뇌동맥 폐색을 막아 준다.
- 뇌의 모든 기능에 관여하며 호르몬 생성과 분비에 직접 관여한다.
- 정신작용에도 관여하며 수면과 피로회복에 도움을 준다.
- 인체 각 부분에서 면역력 체계의 효능을 높이는데 중요한 역할을 한다.
- 노화를 방지하고 피부에 탄력을 준다.

3 색깔에 따른 식물의 약효

자연식은 한마디로 말해 하늘이 차려 주는 밥상이다. 씨는 생명이고, 씨를 통해서 식물은 생명을 이어간다. 생명의 씨를 품고 있는 식물을 먹을 때는 병들지 않고 건강하게 살 수 있지만, 씨가 깎여나가고 죽은 가공식품은 인체를 병들게 만든다. 스스로 대를 이어갈 수 없게 유전자가 조작되고 변형된 식품은 인체에도 유전자변이를 일으켜 온갖 질병에 시달리게 한다.

조물주는 우리가 세상에서 건강하게 살아 갈 수 있도록 세상천지를 먹거리로 가득 채우고, 필요한 만큼 필요할 때 적절하게 쓸 수 있게 하였다. 우리가 병들면 치료할 수 있도록 갖가지 약초도 우리 곁에 자라게 했다. 식물의 다양한 색깔 속에 숨어 있는 생리활성물질은 다음과 같이 신비한 약효를 가지고 있다.

노란색

당근, 토마토, 파프리카, 고구마 등에 있는 노란색은 항산화식품의 대표적인 성분인 베타카로틴의 보고이다. 면역세포의 능력을 30%나 올려주어 바이러스와의 싸움에서 이기도록 도와준다. 고구마의 비타민C는 열을 가해도 손실이 적어서 비타민의 보고로 불린다. 미네랄과 섬유질이 풍부하여 암을 이겨내는 파이토케미칼인 쿼세틴이라는 물질이 풍부하다. 쿼세틴은 나쁜 콜레스테롤을 정리하고, 좋은 콜레스테롤이 활발하게 활동하도록 만들어 심장병을 억제하고, 폐암을 낫게 해주는 신비로운 식품이다.

호박도 베타카로틴의 보고이다. 호박의 속살과 씨에는 과육보다 다섯 배가 많은 베타카로틴이 있으며, 비타민B12가 풍부하고, 호박씨 속에는 철분, 망간, 마그네슘, 아연, 인 같은 미네랄이 풍부하여 악성빈혈을 막아준다.

흰색

날씨가 쌀쌀해지면 코끝을 타고 기관지, 폐 속으로 들어가는 시원한 공기가 폐를 수축시켜 더러운 찌꺼기들을 밖으로 배출하여 폐를 건강하게 해준다. 흰색 야채 속에 포함되어 있는 쿼세틴은 혈관의 확장과 수축을 좋게 하고, 구강 암세포의 생장을 35% 억제시키는 등 혈관 질환 예방과 치료에 효과가 큰 물질이다.

무는 가래를 없애고 관절을 부드럽게 해주며 오래된 해소나 각혈 기침을 개선해 준다. 무에는 배보다 비타민C가 8~10배 많으며 포도당, 과당, 설탕, 무기염류, 아미노산 섬유소가 풍부하고 소화흡수를 촉진하는 디아스타제와 페루오키시타제가 풍부하다.

무는 소화를 촉진하고 위장의 유해 산물을 없애주며 위궤양이나 복통에 좋다. 피부에 멜라닌 색소가 쌓이는 것을 막아주고 노화를 예방한다. 무에 들어 있는 매운 성분에는 항산화 물질이 많고 섬유소도 많아 변비 개선 효과가 있다.

도라지는 사포닌을 함유하고 있어 호흡기 점막의 점액 분비량을 증가시켜서 가래를 없애주고, 감기 예방 효능이 있으며 축농증을 완화시키고 호흡기 질환을 개선한다. 도라지에는 탄수화물, 칼슘, 인, 철, 비타민B, C, 섬유질, 사포닌이 풍부하다. 숙취에도 좋고 위의 염증이나 궤양을 억제하고 콜레스테롤의 수치를 낮춰주고 면역 기능을 높여준다.

양파는 썰기만 해도 미인이 된다는 말이 있을 정도로 좋은 성분이 많으며, 마늘은 게르마늄이 풍부하고, 감자는 위 점막을 튼튼하게 한다. 이처럼 언뜻 보기에 약효가 별로 없을 것 같은 이런 흰색 채소들에는 우리가 상상하기 힘들 정도로 많은 치료제가 숨겨져 있다.

검푸른색

검정콩, 검은깨, 검정쌀, 버찌, 블루베리, 복분자, 앵두, 자두, 포도 등에는 안토시아닌이라는 항산화 물질과 항암제 역할을 하는 물질이 풍부하다. 검푸른 식품에서 주로 발견되는 안토시아닌은 쉼 없이 분열하려는 손상된 유전자를 정상화시키고 강력한 항암작용을 한다.

안토시아닌은 유방과 난소에서 암세포로 전환하려는 에스트로겐 수용기에 생리작용을 억제해서 암으로의 진행을 막고, 파이토에스트로겐(식물성에스트로겐)을 생성시켜 노화의 진행을 늦춘다.

염증 치료에도 탁월한 효과를 보이며 눈을 밝게 하고, 머리칼을 검게 하며, 내인성 효소에 이로운 역할을 해 산성화 된 체질을 알칼리성 체질로 바꿔 주는 등 많은 역할을 담당한다.

초록색

초록색은 빛의 성분과 화학적인 에너지가 가장 잘 발휘될 수 있는 색이며, 생명의 에너지인 광양자를 우리 몸속으로 가장 효과적으로 운반한다. 초록색이 만들어 내는 음이온은 우리 몸속에 있는 활성산소를 몸 밖으로 배출시켜서 세포가 산화되는 것을 막아주고, 탄산가스와 산소의 교환이 활발하게 되도록 도와준다.

초록색 솔잎은 두세 잎만 씹어도 모세혈관을 확장시켜 혈액순환을 돕고 혈중 콜레스테롤을 떨어뜨려 피를 맑게 하는 청소제 역할을 한다. 또한 테르펜이라는 성분은 혈압이 오르고 손발이 저린 것을 막아주며, 신경을 안정시켜 불면증 완화에 도움을 준다.

시금치에 다량 함유된 비타민C는 혈색소를 증가시키고 살균작용을 하며, 루테인이라는 성분은 눈을 보호하고 좋게 한다. 키위는 성장과 DNA합성을 위해 필요한 엽산을 다량 함유하고 있고, 브로콜리는 설포라페인이라는 항암 물질이 풍부하고 요오드가 많아 각종 대사가 활발하게 진행되도록 도와주며, 위암을 일으키는 헬리코박터균을 단호히 처리한다.

초봄에 나는 쑥, 냉이 등 초록잎 식물은 비타민E,C,K를 비롯해 카로틴, 칼슘, 철분 등 비타민,미네랄,섬유질,효소의 보고이며, 그 생약성은 이루 말로 다할 수 없을 정도이다.

붉은색

비트, 대추 등 붉은색이 나는 과일과 야채에는 조혈성분이 풍부하며 피를 건강하게 관리한다.

이처럼 계절 별로 나는 식물에 포함된 다양한 색소는 그 계절에 맞는 영양성분과 약성을 가지고 있으며, 우리 몸의 면역력을 높여주어 질병을 예방하고 회복에 도움을 준다.

4 발아 자연식의 놀라운 효능

나는 한평생 내 병과 남의 병을 안고 씨름하면서 먹는 문제에 매달려 살아왔다. 그 결과 음식은 세포와 불가분의 관계를 갖고 있으며, 건강한 먹거리는 건강한 세포를 만들고, 병든 먹거리는 병든 세포를 만든다는 결론에 도달했다.

지금 우리가 일반적으로 먹는 음식은 병이 든 상태이다. 나와 내 이웃, 내 자녀들이 음식 때문에 병들어 가는 현실을 조금이라도 개선하고 싶은 일념에서 시작한 게 바로 발아 자연식이다.

몸이 병든다는 것은 우리 몸의 생명력이 약해지고 면역력이 제 기능을 다하지 못한다는 뜻이다. 약해진 면역력을 강하게 만들기 위해선 생명력이 풍부한 살아 있는 영양소를 먹으면 도움이 된다.

겉으로 보기에 모양이 같고 칼로리가 같다 해도 발아를 시키면 싹이 나오는 쌀과 잡곡이 있고, 썩어 버리는 죽은 곡식이 있다. 발아하는 살아 있는 곡식은 생명력이 넘치는 생리활성물질이 풍부하게 들어 있어 인체를 건강하게 해 주는 반면, 썩어 버리는 죽은 곡식은 생명력이 결핍돼 있어서 먹으면 우리 몸을 병들게 한다. 살아 있는 곡식과 죽은 곡식을 구별하려면 싹을 틔워 보면 알 수 있다.

곡식을 발아시키면 탄수화물은 줄어들고 식물의 생약성과 섬유질, 비타민,무기질은 더 풍부해진다. 현대인들의 식생활은 단백질, 지방질, 탄수화물은 과잉섭취 되고 식물의 생리활성물질과 섬유질, 조효소, 비타민, 무기질은 결핍돼 있다. 부분 과잉과 부분 결핍으로 인한 영양불균형이 심각한 상태에 와 있는 것이다.

영양불균형이 얼마나 심각한 문제를 만드는지는 상상을 넘어설 정도이다. 하지만 사람들은 그 심각성을 제대로 인식하지 못해 화를 키운다. 장기간에 걸친 영양불균형은 결국 암을 비롯한 난치성 질병을 불러오는 화근이 된다. 심각한 문제가 있는 식생활 패턴을 바꾸고, 영양의 불균형을 바로잡는데는 발아곡식이 큰 도움이 된다.

물론 보통사람의 경우 자연식을 하기도 벅찬데 발아식까지 하기란 쉬운 일이 아니다. 하지만 병을 고치겠다는 확고한 의지만 있다면 못할 것도 없다.

(1) 발아 현미의 효능

 발아식의 놀라운 효능

- 소화가 잘 되고 영양흡수율이 높아진다.
- 섬유질이 풍부하여 공복감이 적고, 편안한 포만감이 있어 다이어트에 효과적이다.
- 발아 과정에서 섬유질과 영양소들이 풍부해지면서 탄수화물이 줄어들어 당뇨병 치료에 아주 좋다.
- 항산화 성분이 풍부해지기 때문에 암 환자들에게는 필수식품

풍부한 아미노산 함유

현미의 겨 층에는 철분과 아연, 마그네슘, 칼륨, 칼슘 등의 미네랄과 비타민이 풍부하다. 현미는 피친산이라는 성분에 의해 단단히 둘러싸여 있어 소화흡수가 잘 안 되는 단점이 있지만, 현미를 발아시키면 피친산이 변화되어 미네랄의 흡수율이 3~4배 높아지고 비타민의 활성도 증가한다. 따라서 위장장애를 없애 주고 소화가 잘 되는 형태로 변화하게 되는 것이다.

아울러 탄수화물과 단백질, 지방 등 단순한 형태로 보관되던 영양소들이 효소의 작용으로 비타민과 아미노산, 옥타코사놀, 감마오리자놀 등과 같은 다양한 고급 영양소로 변환된다.

또한 현미에는 식물성 단백질이 약 7% 함유되어 있는데, 현미가 발아될 때는 이 성분이 효소에 의해 아미노산으로 전환된다. 아미노

산은 인체의 근육을 만들고 호르몬 등을 만드는 원료가 되며, 건축에 있어서 벽돌이나 시멘트에 해당되는 매우 귀중한 성분이다.

동맥경화 예방

발아 현미는 불포화지방산인 리놀산과 리놀렌산이 풍부하다. 필수불포화지방산은 체내에서 합성할 수 없어 식품을 통해 보급하지 않으면 안 된다. 리놀산과 리놀렌산은 혈액이나 혈관 벽에 달라붙은 나쁜 콜레스테롤과 중성지방을 제거해 혈액순환을 촉진하고 동맥경화를 예방한다. 리놀산이 부족하면 세포막의 대사과정이 저하되어 세포 내부에 필요한 물질을 흡수하거나 노폐물을 배설하는데 지장을 받고, 노화를 초래해 병적인 상태에 놓이게 된다.

필수비타민 증가

현미를 발아시키면 비타민 B1, B2, B6, 판토텐산, 니코틴산, 엽산 등이 현저히 증가해 백미보다 20~30배 더 많아진다. 비타민이 크게 증가되는 이유는 비타민이 많이 함유된 쌀겨 층을 제거하지 않고, 발아 때 효소에 의해 비타민류가 더 늘어나기 때문이다. 에너지대사에 절대적으로 필요한 비타민 B1과 노화방지 기능이 뛰어난 비타민 E, 지방대사를 조절하는 콜린 등이 발아과정에서 많이 늘어난다.

비만과 노화방지 효과

식이섬유는 비만 해소와 콜레스테롤 제거, 장내 중금속이나 유해

물질 제거, 고혈당 저하, 유산균 증식 활성화, 변비 해소 등의 효과를 나타내는 성분을 갖고 있다. 이러한 식이섬유가 백미에는 0.3%, 현미에는 1% 정도 함유되어 있는데 현미가 발아될 경우 식이섬유 함유량은 4%로 늘어난다. 특히 발아 현미의 식이섬유는 발아 때 효소에 의해 스펀지나 숯 표면의 미세 구공 같은 다공질 상태가 되어 일반 식이섬유보다 흡착력이 훨씬 더 높아진다.

그 밖에도 발아 현미에는 스트레스와 피로를 억제하는 항산화 성분이 풍부하게 들어 있어 인체의 노화를 늦추는 효능이 있다.

암세포 발생을 억제하는 엽록소 증가

엽록소는 태양 에너지를 화학 에너지로 바꾸는 성분으로 빈혈치료에 뛰어난 효능이 있다. 또한 혈액을 깨끗이 해 주고 암 세포와 바이러스 발생을 억제하며, 해독과 항알레르기 작용을 하는데, 발아 현미에는 이러한 엽록소가 풍부하게 들어 있다.

호흡곤란 방지

이 밖에도 발아 현미에는 갱년기장애와 신경성 위장병, 불면증에 효과가 있는 감마오리자놀 성분이 많이 함유되어 있다. 발아 현미에는 또한 옥타코사놀이 많이 들어 있는데, 옥타코사놀은 혈액 내의 산소 운반 기능을 향상시켜 적은 양으로도 호흡곤란을 일으키지 않도록 도와주며, 심장박동수가 적더라도 쉽게 지치지 않게 도와준다.

신비의 물질 가바

발아 현미에는 가바(정식 명칭은 감마 아미노낙산)라는 물질이 많이 들어 있는데, 현미씨눈과 껍질에 많이 들어 있으며 발아하는 과정에서 엄청나게 늘어난다. 가바는 뇌에 산소 공급량을 늘려서 뇌세포의 대사기능을 증진시켜 공부하는 아이들에게 특히 좋고, 성장 호르몬을 많이 분비시켜 아이들 키 크는데 도움이 된다. 스트레스 감소와 노화방지 효능 때문에 성인에게도 아주 중요한 물질이다.

(2) 발아곡식 만드는 요령(싹틔우기)

발아율이 높은 곡식 고르기

현미나 잡곡을 만져보고 수분과 무게감이 있고 윤기 나는 것을 고른다. 겉껍질이 마르거나 갈라진 것은 피한다.

깨끗하게 씻기

쌀 씻을 때처럼 박박 문지르지 말고, 물에 담근 다음 서너 차례 살살 휘젓는 정도로만 씻는다.

물에 담그기

수돗물이나 지하수를 하루 정도 정화시켜 수온은 섭씨 30도 정도로 맞춘 다음 8~10시간 담가둔다. 시간이 지나 물이 탁해지고 거품이 생기면 건져내 대바구니나 채반에 천을 깔고 엎어놓는다.

옮겨 담기

옮겨 담은 상태로 섭씨 25도 내외의 따뜻한 곳에서 수분이 마르지 않도록 3~5시간 간격으로 물을 흠뻑 준다. 면으로 된 검은 천으로 환기가 잘 되도록 들뜨게 해서 덮어준다. 하루 반 지나면 싹이 트는데, 싹은 쌀알의 3분의 1 정도, 즉 1~5mm 정도 자란 것이 적당하다. 다 자란 발아 현미는 물에 두세 번 헹군다.

보관하기

일주일 이내에 먹을 것은 물기를 제거한 다음 급냉시켜 보관한다. 오래 두고 먹을 것은 통풍이 잘 되는 그늘에 말려서 보관한다.

(3) 요리법

발아 곡식은 발아과정에서 물을 먹는 녹말이 물이 많이 필요하지 않은 섬유질이나 다른 영양소로 변한 것이다. 따라서 요리할 때 물을 적게 사용해야 한다. 발아 현미밥을 지을 때는 쌀이 물에 간신히 잠길 정도면 되고, 밥하는 시간도 현미밥보다 5분 정도 단축시킨다.

발아 콩으로 두유를 만들면 맛이 부드럽고 소화 흡수율이 높아진다. 발아 콩 두유는 발아 콩을 냉동보관해 두고 필요한 분량만큼 덜어내 팔팔 끓는 물에 헹궈낸 다음 콩 한 컵에 물 두 컵 분량으로 중불에 5~7분 정도 익혀서 믹서에 곱게 갈면 된다.

Chapter

05

암을 예방하는
건강 자연식

1 암을 예방하는 건강 식생활의 7가지 원칙

다음은 우리 몸을 암으로부터 지켜줄 수 있는 건강 식생활의 7가지 원칙이다.

(1) 현미와 잡곡 통곡식을 주식으로

곡식의 주성분은 힘과 열을 내는 탄수화물인데, 탄수화물이 우리 몸에서 산화되어 힘과 열을 내려면 비타민B 복합체와 각종 비타민, 무기질이 있어야 한다. 모든 곡식에는 씨눈이 있는데, 씨눈에 비타민과 무기질이 모두 들어 있다. 그런데 흰쌀, 흰밀가루에는 눈이 떨어져 나가고 탄수화물만 남아 있어서 힘과 열을 제대로 내지 못한다. 단백질은 콩류와 견과류로 섭취한다.

(2) 녹색이 짙은 채소를 싱겁게 많이

황색 채소, 해초류, 과일을 자주 먹어서 비타민을 충분히 섭취한다. 사람이 생명을 유지하려면 탄수화물과 체조직을 이루는 단백질이 필요하다. 이 두 영양소가 제 역할을 할 수 있도록 도와주고 조절하는 영양소가 바로 비타민과 무기질이다. 비타민이 부족하면 암을 일으키는 요인이 되며, 암이 생기면 우리 몸은 다량의 비타민을 필요로 한다. 과일과 채소는 우리가 익히 알고 있듯이 비타민의 보고이고, 해초류에는 육상식물이 갖고 있지 않은 갖가지 미네랄이 풍부하게 들어 있다.

(3) 동물성 생선과 고기 섭취를 피한다

단백질은 20여 가지의 아미노산으로 구성되어 있으며, 그중 8가지는 인체에서 합성이 불가능한 것이어서 평소 음식을 골고루 먹어야 한다. 쌀 단백질에는 라이신이 부족하고, 콩 단백질에는 메치오닌이 부족하다. 따라서 콩과 곡식을 혼식하면 서로 부족한 것을 보충할 수 있어 완전 단백질을 섭취하는 효과를 낸다.

(4) 종실류와 견과류를 적당히 섭취

견과류와 종실류는 두꺼운 껍질에 쌓여 있어 산화를 방지해 준다. 또한 지방이 50% 가량 함유되어 있고, 고기와 같은 단백질 성분도 갖고 있다. 또한 각종 비타민과 무기질이 풍부하여 고열량, 고단백, 고영양 식품이다.

(5) 짜고 맵고 자극적인 음식을 피한다

맵고 자극적인 것은 맛이 아니라 통각인 피부감각이다. 자극적인 음식을 먹을 때마다 소화기관은 스트레스를 받는다는 사실을 명심해야 한다. 생명의 에너지원이 되는 무기질은 해초류와 천일염에서 섭취한다. 무기질(미네랄)이 풍부한 가공 천일염을 사용하고, 미네랄이 전혀 없는 화학염(맛소금)은 삼간다. 천일염은 우리 요양원에서 만드는 제품인 버섯소금과 양념소금 등을 권한다.

(6) 과식, 폭식, 간식을 피하고 규칙적인 식사

우리 몸의 소화기관은 소화시킬 때 반드시 소화효소를 필요로 한다. 소화효소는 많은 양의 음식이 들어온다고 갑자기 많이 만들어지는 것이 아니다. 일정한 양 이상은 소화할 수가 없다. 소화시키지 못한 나머지 음식은 그대로 장으로 내려간다. 그렇게 해서 소화되지 않은 음식은 장에서 썩어 유독한 가스를 만들거나 장 세포에 스트레스를 주게 된다.

제때 식사를 하면 위장은 시간 맞춰 준비된 상태에서 위산을 분비하지만 간식을 하거나 불규칙한 식사를 하면 위산이 무작위로 분비된다. 그러면 위벽이 손상되고, 위산의 신선도도 떨어져서 감염 바이러스나 기타 세균을 죽이지 못하게 된다. 간식이나 야식이 소화기관을 쉴 수 없게 만들어 소화기 전체에 부담을 주는 것은 물론이다. 소화기관이 약한 사람은 식사 때 밥을 1백번 넘게 꼭꼭 씹어서 가능한 한 위가 할 일을 입이 대신 하도록 하는 게 좋다.

(7) 유해 가공식품을 피한다

영양소가 아닌 기호식품은 삼가는 게 좋다. 커피, 담배, 코코아, 차에 들어 있는 카페인이나 니코틴은 중추신경을 흥분시키는 흥분제 역할을 한다. 이런 기호식품을 섭취하는 것은 우리 몸을 스트레스 상황으로 내모는 역할을 한다. 특히 술은 분해될 때 아세트알데히드라는 물질을 만드는데, 독성이 아주 강해 뇌세포와 우리 몸의 해독기관인 간세포를 손상시킨다.

식품첨가물, 특히 방부제 원료들은 세포핵의 DNA 염기들과 작용하여 유전자를 망가지게 한다. 유전자가 고장 난 세포는 결국 비정상적인 암세포가 된다. 버터, 마아가린, 치즈, 마요네즈, 쇼트닝을 비롯해 기름에 지지고 볶은 음식은 피한다. 지방은 높은 온도에서 산소와 반응해 쉽게 산화하며, 이 과정에서 독성이 발생하는데, 이 성분이 몸안에 들어가면 세포조직을 손상시키고 노화를 촉진한다. 독성분이 인체조직의 세포막을 파괴하기 시작하면 세포파괴가 연쇄적으로 일어나 인체는 큰 손상을 입게 된다.

2 자생력을 키우는 합식법

소화생리에 맞는 합식법으로 완전한 소화가 이루어지면 좋은 피가 만들어지고, 건강한 피는 우리 몸의 건강을 유지시켜 준다.

무엇을 어떻게 먹느냐에 따라서 하루의 컨디션이 달라지며, 합식법이 잘 되고 못 되고는 하루에 그치는 문제가 아니라 평생의 건강을 좌우할 중요한 요소이다. 우리 몸에는 소화생리가 있어 조화로운 합식과 식순이 맞아야 가스가 차지 않고 소화가 잘되며 좋은 피가 만들어진다.

소화기관에는 섭취한 음식물의 소화영역이 각자 따로 정해져 있으며, 각 영역에 따라 반응하는 소화액도 다르다. 과일과 채소를 소화할 때 분비되는 효소가 서로 다르고, 단백질과 전분질의 소화효소가 따로 있다.

30~40가지의 음식을 함께 먹으면 위는 거북한 포만감에 트림을 하면서 배가 끓고 가스가 찬다. 많은 종류의 음식으로 과식 후 어깨가 뻐근하며 눈이 침침하고 얼굴은 부스스해지고 혀에 백태가 끼며, 침은 끈끈하고 정신이 흐릿해지는 느낌을 받은 경험이 있을 것이다. 장기간에 걸친 소화의 부조화는 끝내 생체리듬을 깨뜨리고 인체를 병들게 한다.

(1) 이상적인 14가지 합식법

다음에 소개하는 14가지 합식법은 모든 사람에게 동일하게 적용되는 것은 아니다. 소화기능이 약하거나 투병 중인 사람은 이 합식법을 따르면 회복이 빨라질 것이다. 건강한 사람은 이와 같이 정상적이고 균형을 이룬 합식법에 따라 식생활을 하면 좋은 피가 만들어져서 건강한 삶을 계속 유지할 수 있게 된다.

(2) 건강한 식생활이 최고의 약

암을 비롯하여 당뇨병, 고혈압, 심혈관계 질환과 대사장애 등 퇴행성 질환을 통틀어서 식원병이라고 부른다. 영양불균형을 비롯해 소화와 배설이 제대로 이루어지지 않아 피가 탁해지며 질병이 들어오도록 문을 열어주는 병이다.

과거에는 잘못된 식습관으로 성인들이 걸리는 성인병이 문제가 되었으나, 요즘은 어린아이들까지 아토피성 알레르기와 정서장애,

✔ 14가지 합식법

❶ 한 끼는 4~5종의 성질이 비슷한 종류로 만든 단순한 식사를 한다.

❷ 하루는 다양하게 끼니마다 다른 종류의 식품을 먹는다.

❸ 비슷한 종류의 식품으로 여러 가지의 요리를 만들어 식탁을 풍성하게 한다. 식탁이 초라하거나 빈약하면 식욕을 자극하지 못하고, 식욕이 없으면 소화액의 분비가 둔화되어 소화에 지장을 초래한다.

❹ 아침, 점심, 저녁의 소화생리가 다르므로 각기 맞는 식단을 준비한다.

❺ 아침은 단백질, 탄수화물, 지방질, 사과 등 따뜻한 성질을 가진 식품 위주로 충분하게 먹는다.

❻ 점심은 탄수화물, 비타민 섬유질 위주로 풍성하게 먹는다.

❼ 저녁식사는 단 과일과 통밀 위주로 가볍게 한다.

❽ 완전단백질과 완전전분질의 재료를 함께 요리하는 것을 피한다.

❾ 산이 많은 과일과 섬유질이 강한 생야채를 함께 먹지 않는다.

❿ 산이 많은 과일은 제일 먼저 먹는다. (사과, 포도, 귤, 파인애플, 석류, 복숭아, 자두 등 신맛이 강한 과일들)

⓫ 너무 뜨겁거나 차게 먹으면 위점막이 손상되기 때문에 피한다.

⓬ 식사시간에 물을 함께 마시지 않는다. 위액이 회석되어 소화장애가 생길 수 있다.

⓭ 식후 30분간은 과도한 운동이나 노동을 피하고 가볍게 움직인다.

⓮ 정해진 시간에 식사하며, 식사시간의 간격은 4~5시간이 이상적이나 위장질환자나 어린아이는 다르다.

소아암, 소아 당뇨병, 비만 등이 심각한 문제가 되고 있다. 생리활성 물질이 살아 있고 균형 있는 영양소를 갖춘 자연식품은 심각한 질병을 예방하고 치유하는 놀라운 생약성을 가지고 있다.

영양상태가 좋으면 지능을 높여주고 지구력을 강하게 하며, 정서가 안정되어 남을 먼저 배려하는 이타적인 성품을 만드는데 도움이 된다. 균형 있는 영양식이란 5대 영양소를 골고루 갖춘 식품을 하루 필요한 양만큼 정해진 시간에 적당히 먹는 것을 말한다. 아쉽게도 현대인의 식생활은 부분 과식과 부분 빈식으로 인해 영양불균형이 심각한 상태이며, 그로 인해 식원병인 퇴행성 질환이 만연하게 되었다.

현대인들이 일반적으로 과잉 섭취하는 영양소는 탄수화물, 단백질, 지방질이고, 부족한 영양소는 비타민, 무기질 등이다. 비타민 부족은 과일과 야채 등을 많이 먹으면서 개선되고 있으나, 생명의 에너지인 무기질 부족은 여전히 심각하다. 그로 인해 초래되는 영양불균형은 우리 몸에 치명적인 해를 입히고 있다.

무기질은 통곡식이나 건채류, 해초류, 생수, 천일염 등에 많이 포함되어 있는데, 주공급원이 되는 물과 소금은 대부분 정수되고 정제되어 무기질 부족은 더욱 심각해지고 있다.

3 환자를 위한 치유식

(1) 암 환자의 식단

사람은 원래 곡, 채소, 과일을 주식으로 하여 생명을 유지하도록 되어 있다. 특히 암 환자는 자연식을 하는 게 질병 치료에 도움이 된다. 자연식은 유전자변이나 유전자조작을 통해 생명의 순환고리가 훼손된 식품이 아니라, 생리활성물질이 살아 있어서 스스로 대를 이어갈 수 있는 원종의 씨앗에서 자란 식품을 말한다.

제철에 나는 식물을 인위적인 가공을 많이 하지 않은 채 충분히 먹어 주는 게 가장 좋다. 그렇게 하면 우리 몸은 당장 섭취할 것은 알아서 섭취하고, 한 계절에만 생산되는 식품을 충분히 먹어주면 간에 저장해 두었다가 지혜롭게 필요할 때 사용하게 된다.

암을 이기는 데 도움이 되는 식품

암을 억제하는 비타민A, C, E를 위주로 여러 가지 영양소를 지나치거나 모자람이 없도록 먹는다. 평소에 균형 잡힌 식생활로 건강한 체력을 길러야 하며, 만약 질병상태가 되었다면 면역력을 증가시켜 질병을 이길 수 있도록 건강할 때보다 몇 배 더 노력해야 한다.

염분을 과잉섭취하지 말고 하루에 4~8g을 넘지 않도록 한다. 지방이 많은 음식은 피한다. 식물성 기름도 피하는 게 좋다. 불에 탄 단백질 식품이나 발암물질이 든 식품은 반드시 피한다. 정제가공된 식품과 육류, 생선도 먹지 않는다. 대신 야채, 과일을 충분히 먹어주고 해조류, 견과류, 통곡류, 두류를 적당히 먹는다. 간식, 폭식, 과식, 빈식을 하지 않고, 식사와 식사 사이에 물을 충분히 마신다.

식사요령

하루 식사는 메뉴를 다양하게 해서 먹되 한 끼의 식단은 가급적 단순하게 짠다. 한 끼 음식이 다섯 가지를 넘지 않는 게 소화에 도움이 된다. 아침식사는 따뜻한 성질을 가진 단백질, 탄수화물, 무기질, 지방으로 하고, 점심은 비타민과 섬유질이 풍부한 채소와 탄수화물이 많은 잡곡밥, 저녁은 소화가 빨리 되고 비타민이 풍부한 과일과 통밀로 가볍게 먹고, 완전히 소화시킨 다음 잠자리에 들어야 질병치료가 빨라진다.

✔ **암 환자의 식사요령**

● 하루 식단은 다양하게, 한 끼 식사는 단순하게
● 소화를 위해 한 끼에 여러 종류의 식품재료를 섞어 먹지 않는다.
● 아침은 따뜻한 성질을 가진 단백질, 탄수화물, 무기질, 지방으로
● 점심은 비타민과 섬유질이 풍부한 채소와 탄수화물이 많은 잡곡밥
● 저녁은 소화가 잘 되고 비타민이 풍부한 과일과 통밀로 가볍게 하고, 완전히 소화시킨 후 잠자리에 든다.

피해야 할 식품

유전자변이나 유전자재조합 식물, 정제가공 과정에서 비타민과 무기질이 거의 다 버려지고 유해첨가물이 다량 첨가된 곡류, 두류식품, 흰설탕, 흰밀가루, 흰소금은 피한다. 알코올, 니코틴, 카페인, 인스턴트, 각종 항생제, 착색제, 방부제, 표백제, 각성제, 지나친 약물 사용 동물성 식품, 정제가공된 식물성 지방, 자연상태가 심각하게 훼손 변질된 식품은 피한다. 각종 발암물질, 농약, 활성산소, 식품첨가물, 합성세제, 화학방향제, 방부제, 그리고 전자파 등 우리 인체 내의 효소활동을 저해하는 발암인자는 피한다.

(2) 간장병 환자의 치유식

건강은 간장에 의해 유지된다고 해도 지나친 말이 아니다. 간장은 운동하지 않는 침묵의 장기이지만 우리 몸에서 실로 중요한 역할을 맡고 있다.

간장은 담즙을 생성시키고 지방의 소화 흡수를 도와줌과 동시에 혈액 성분의 대사를 행하며 탄수화물, 단백질, 지방, 비타민, 미네랄 등 각종 영양물질 일체의 대사를 행하고 혈액 성분을 정상화시킨다. 혈청단백은 피 속의 호르몬이 일정하게 유지되도록 조절작용을 한다.

활력이 떨어지고 스태미나가 약한 것은 간장에 문제가 있기 때문이라고 볼 수 있다. 간장은 예비력이 크기 때문에 웬만한 장애를 만나도 증세가 쉽게 나타나지 않는 특성을 갖고 있다. 그나마 다행인 것은 재생능력이 매우 큰 장기이기 때문에 세포의 기능이 정상화 되면 새로운 간세포는 얼마든지 만들어진다는 점이다.

백미와 육식, 화학조미료, 식품첨가물, 아질산염, 알코올 등의 물질이 혈액 속에 포함되어 간으로 들어오면 간장은 매우 복잡한 화학반응을 서둘러 진행하여 그 물질을 분해 처리해 독을 무해화시키는 노력을 한다. 따라서 간의 예비력이 크다고 해도 이런 식으로 지속적으로 간을 과로하게 만들면 기능 감퇴에 빠지게 된다.

식사요령

단백질 섭취는 콩으로 하고, 녹황색 채소, 버섯, 해조류 등 비타민, 미네랄, 섬유질이 많은 식품을 섭취하는 것이 기본이다. 간 기능이 저하되면 비타민 대사가 악화되기 때문에 평소의 두 배가 필요하다. 복수, 부종이 있으면 저녁은 가볍게 먹거나 수박, 토마토만 먹는 과일식을 하고, 소금 사용을 극단적으로 제한해야 한다. 비파잎 10

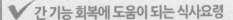

> ### ✔ 간 기능 회복에 도움이 되는 식사요령
>
> - 유해한 식품은 먹지 않는다.
> - 중성세제로 식품을 씻지 않는다.
> - 강장제, 농축된 약품은 피한다.
> - 충분한 휴식을 취한다.
> - 비타민이 많이 들어 있는 녹황색, 담색, 청채소를 상식한다.
> - 곡, 채식, 두류 식품으로 균형 잡힌 식사를 한다.

장, 말린 질경이 10포기, 옥수수수염 한줌, 물 5리터를 넣어 함께 끓인 다음 공복에 하루 두 컵씩 마시면 이뇨에 도움이 된다.

이뇨작용에 도움을 주는 식품

팥, 오이, 배, 수박, 질경이, 민들레, 옥수수수염, 쇠비름, 다시마, 우엉 등이 좋다. 간경변, 간암 말기가 되면 식욕은 있으나 대소변의 배설이 힘들고 해독작용이 어려워 배에 가스가 차고 몸이 가려우며 불면증으로 고생하게 된다. 이때는 간을 쉬게 하는데 주력하면서 이뇨식품을 먹어주면 도움이 된다. 변비가 되면 호두와 잣을 먹고, 설사가 되면 곶감을 달여 마시고, 가스가 차면 먹는 활성탄이 도움이 된다.

(3) 위장병 환자의 치유식

음식은 소화작용을 거쳐 더 차원 높은 생명물질로 바뀐다. 먼저 유기물에서 단백질로 전환되고, 단백질은 생명활동을 영위하는 생명물질로 발전해 간다. 이때 물질의 전환과 발전에 결정적인 조건을 제공하는 것이 바로 위장의 소화작용인데, 위장기능에 장애가 일어나면 생리기능이 밑바탕에서부터 흔들리게 된다.

식사 후 속이 거북하지 않고 배에 가스가 차지 않게 균형 잡힌 영양식단을 준비하고, 꼭꼭 오래 씹으면 침 속에 있는 소화액이 음식입자에 골고루 섞이면서 소화 흡수율이 높아진다. 그렇게 하면 위장의 부담을 줄여주고, 적은 양을 먹어도 많은 칼로리를 섭취할 수 있다.

위가 하는 일을 입이 대신해 주면 아무리 심각한 위장장애도 어렵지 않게 치유할 수 있으며, 씹는 기능이 약한 사람은 음식을 입안에 오래 머물게 하여 침과 충분히 섞어만 주어도 효과적이다. 하루 3식이 원칙이나 수술 직후나 충분한 식사가 곤란하면 5식, 6식도 가능한데, 이 경우 미음이나 유동식이 좋고, 음식을 만들 때 사용하는 물은 맹물보다 야채물이 좋다. 야채물이 좋은 이유는 여러 가지 식품을 골고루 먹기에 한계가 있는 위 환자에게 부담을 주지 않고 여러 가지 영양소를 취할 수 있는 방법이기 때문이다.

✔ **야채 물 만드는 법**

다시마 200g, 양파 2개, 무 반 개, 말린 표고버섯 15개, 우엉 한 뿌리, 대두 반 컵, 물 10리터를 솥에 넣고 중간 불에서 약 20분 끓여 건더기는 건져 낸 다음 냉장고에 보관하여 두고 죽, 국 등 필요한 음식을 만들 때 사용한다.

권장하는 식품

현미, 통밀, 통곡류, 두류, 참깨, 들깨, 잣 등 종실류(위 수술을 한 경우는 현미나 통곡식 껍질이 있는 식품은 피한다). 호두, 아몬드 같은 견과류, 당근, 호박, 시금치, 미나리, 셀러리, 파, 부추, 양배추, 브로콜리, 감자, 무, 머위, 연근, 우엉, 참마, 양파, 파슬리, 알로에, 곤약, 야콘, 된장, 청국장, 쌀겨, 밀기울 등 효모, 효소가 풍부한 식품, 미역, 다시마, 김, 해조류 등이 좋다.

권장하는 죽

현미쌀죽, 율무죽, 호박죽, 밤암죽, 야채죽, 들깨죽, 잣죽, 아몬드죽, 흑임자죽 중 돌려가며 한 가지씩 만들어 먹되 쌀은 불린 현미를 사용한다. 견과류는 해바라기씨, 호박씨, 아몬드, 잣, 땅콩, 호두, 말린 과일 중 한가지씩만 아침식사 때 한 스푼 먹는다. 여러 가지 잡곡 중에서 한 끼니에 한가지씩만 섞고 한 번에 여러 가지 잡곡을 섞어 밥을 지으면 안 된다. 균형 있고 합리적인 영양섭취를 위해 하루는 다양하게, 한 끼니는 단순하게 먹는 게 좋다.

즙이나 차로 좋은 식품

당근, 감자, 무, 칡뿌리, 삽주뿌리, 매실, 알로에, 결명자, 구기자가 좋으며, 당근즙은 다른 재료와 혼용하면 안 된다. 항암치료 중일 때는 비와 위가 약해 음식을 잘 못 먹는다. 자극적이고 향이 강한 산초(향신야채), 미나리, 셀러리 등의 매운맛이 강한 야채는 위액의 분비를 촉진하고 식욕을 증진시켜 준다. 레몬, 유자 등과 같은 감귤류의 신맛도 적절히 사용하면 식욕회복에 도움이 된다.

(4) 5대 영양소를 골고루 갖춘 자연식 기본식단

환자를 위한 음식은 첫째 소화 흡수를 고려하여 합식법에 주의한다. 소화에 한계가 있는 환자에게는 적은 양으로도 필요한 영양소를 섭취할 수 있게 하며, 특별히 맛있게 조리하도록 신경 쓴다.

'음식은 눈으로 먼저 먹는다.'는 말이 있듯이 보면서 먹고 싶은 욕구가 생겨야 소화액이 잘 분비된다. 맛은 코로 먼저 느끼기 때문에 음식의 향이 살아 있어 후각을 자극하면 식욕이 더 왕성해진다.

암을 억제하는 비타민A, C, E를 위주로 여러 가지 영양소를 지나치거나 모자람이 없이 먹어 준다. 질병상태 일때는 건강할 때보다 두 배, 세 배 더 노력해야 면역력이 증가하여 질병을 이길 수 있다.

 위암 환자 식단에서 주의할 점

- 염분을 과잉 섭취하지 않는다. (1일 4~8g)
- 지방이 많은 음식은 피한다.(식물성 기름도 마찬가지)
- 태운 단백질 식품이나 발암물질이 든 식품은 반드시 피한다.
- 정제 가공된 식품, 인스턴트식품, 육류, 생선은 피한다.
- 야채, 과일을 충분히 먹고 해조류, 견과류, 통곡류, 두류를 적당히 먹는다.
- 간식, 폭식, 과식, 빈식을 피하고 식간에 물을 충분히 마신다.

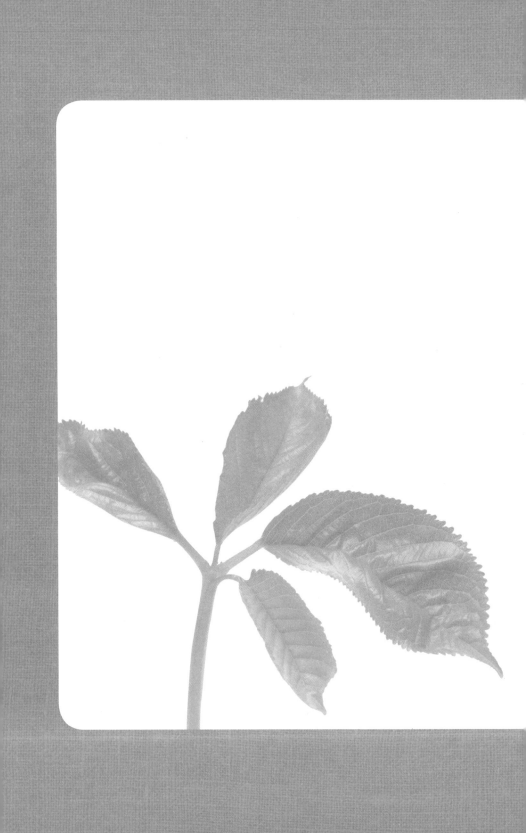

암을 이긴 사람들, 그리고 안타까운 이야기들

1 암 투병에 성공한 사람들

'죽을 병은 통증이 없다.'는 말이 있다.

실제로 암은 통증을 느끼지 못하는 가운데 말기까지 가는 경우가 대부분이어서 더더욱 무서운 병이기도 하다. 그러나 암은 하루아침에 생기는 병도 아니다.

하나의 변질된 세포가 암이 되어 나타나기까지는 10년 혹은 20년씩 정상세포들과 함께 살면서 세력을 키워가는 기간을 거친다. 정상세포도 거기에 적응하다 보니 초기에 발견되기가 어렵고, 심각한 증상이 나타났을 때는 이미 상당히 진행된 경우가 많은 것이다.

자신이 암 환자인 줄 전혀 모르고 있다가 교통사고를 당해서 암이 발견되는 경우도 있고, 정기 건강검진에서 발견되는 경우도 흔히 있다. 원인은 있지만 증상이 별로 없다 보니까 자신도 모르는 사이에 병을 키우게 되고, 약간의 증상이 있다 하더라도 무심히 지나치다가 큰 병으로 발전하게 되는 것이다.

초기에 발견하지 못하고 뒤늦게 발견되어 고생하는 환자들 가운데는 평소에 건강에 자신 있다고 자만한 경우가 많다. 건강검진에서 아무 이상이 없다고 했는데, 5~6개월 만에 손쓰기 어려운 암이 발견되는 수도 있다. 암은 그 자체로 증상이나 통증이 있는 병이 아니고, 이것이 자라서 주변 조직과 신경을 건드리면서 비로소 우리가 증상을 느끼게 되기 때문이다.

별로 심각하게 생각하지 않고 건강한 몸으로 병원 문턱을 넘어섰다가 초주검을 경험하고, 중병에 걸린 환자가 되어서 병원 문을 나서게 되는 게 암 환자들의 특징이다.

자신의 건강을 믿고 살다가 어느 날 갑자기 암 환자가 되어 겪게 되는 심적, 육체적 고통은 가히 상상을 넘어설 정도이다. 시름시름 앓다가 암 환자가 되었다면 나름 받아들일 수가 있겠지만, 건강하게 사회생활 잘하고, 밝은 앞날을 위해 열심히 달려가는 중에 느닷없이 암이라는 덫에 걸려서 양발, 양 손목을 꼼짝없이 묶이고 겪어내야 하는 심신의 고통을 어찌 필설로 다 표현할 수가 있을까.

실제로는 오래 전부터 자신의 건강에 비상이 걸려 있었지만, 그걸 전혀 감지하지 못하고 지내다 비정상적인 상태를 점점 더 악화시킨 결과가 암이라는 덫으로 나타나는 것이다.

몸안에 암세포가 자라고 있다고 다 암 환자가 되는 것은 아니다.

먹고 배설하고 호흡하며 사는 그 자체가 활성산소를 만들어내는 생활인데, 이 활성산소는 우리 몸에 꼭 필요한 일을 하지만 정상세포를 상하게도 하며 하루에도 수천 개의 정상세포가 활성산소의 공격을 받아 손상된다.

그러나 그때마다 우리 몸을 지키는 저항력이 손상당한 세포를 없애고, 건강한 세포가 재생되는 것을 도와주기 때문에 모든 사람이 암 환자가 되지는 않는 것이다.

하지만 요즘처럼 사람들이 산성식품을 많이 먹고, 불필요한 화학첨가제가 많이 들어간 가공식품을 상식하고, 과도한 스트레스에 노출된 생활을 하는 한 누구도 안심할 수 없다. 활성산소에 많이 노출된 도시인들은 항산화물질이 많이 들어 있는 신선한 채소와 과일을 시골사람들보다 더 많이 먹어야 세포가 활성산소의 공격을 받더라도 견뎌낼 수가 있다.

평소와 다른 체중의 변화, 대소변의 변화, 식욕과 소화에 변화가 있을 때는 망설이지 말고 검사를 받는 것이 안전하다. 각종 암에 따른 자각증상은 모두 다르나, 폐나 간은 통증을 느끼지 못하기 때문에 발견될 때는 대부분 말기암이라 볼 수 있다.

암은 그 진행된 상황에 따라 크게 1기, 2기, 3기, 4기로 나누고 4기가 되면 말기 암이라 한다. 암이 초기에 발견되면 다른 곳으로 전이되기 전에 그 부위를 수술로 완전히 제거해 버릴 수 있으나, 말기에 발견되면 다른 장기로 전이되어 수술을 할 수 없게 되며, 이 경우 약물치료, 방사선치료, 화학항암치료를 하게 된다.

문제는 무리한 항암치료를 하는 과정에서 우리 몸의 정상세포와 면역기능 세포까지 함께 파괴되어, 남은 암세포들이 다시 자라 커져도 그것을 스스로 억제하지 못하게 되는 것이다. 현재까지는 정상세포를 손상하지 않고 암세포만 온전히 죽이는 약은 없다. 오직 면역세포만이 안전하게 암세포를 퇴치할 수 있을 뿐이다.

하지만 어쩌다가 암이 생겼다 하더라도 우리 인체는 자가치유력인 면역력이 있기 때문에 회복이 얼마든지 가능하다. 많은 이들이 자신도 모르는 사이에 암 환자가 되어 병이 발견되었을 때는 이미 치료시기를 놓쳐 버린 경우가 많다. 그러나 환경을 바꾸고, 생활습관을 고치고, 건강한 식생활을 하면서 암을 극복하고 행복하게 자연수명을 다 누리는 분들이 많이 있다.

암은 고치지 못하는 병이 아니다

아무렇지도 않던 호흡이 갑자기 곤란해지고, 먹는 것, 배설하는 것 하나 하나가 힘들지 않은 게 없고, 대변 한번 시원하게 보는 게 소원이 되었을 때, 건강하다는 것이 얼마나 큰 축복인지 가슴 사무치게 느끼게 된다. 얼마나 사소한 일들에 감정이 상하고, 몸에 해로운 일들을 얼마나 아무런 감각도 없이 행하며 살았는지 깊이 반성하는 시간도 갖게 된다.

그러면서 고통을 느끼는 부분을 어루만져 주면서 미안하다고 사과하고, 앞으로는 괴롭히지 않고 네가 원하는 대로 하겠으니 함께 노력하자고 부탁해 보기도 한다. 이렇게 내 몸에서 일어나는 아픈 증상들과 사투를 벌이다 보면 자신도 모르게 삶의 애착은 점점 더 커지고, 살기 위해서는 무슨 짓이든 하고 싶은 욕망도 생겨난다.

건강할 때 미처 보지도 느끼지도 못했던 삶의 의미들이 새로워지면서 또 다른 세상이 눈앞에 보이기도 한다. 나는 마지막을 앞둔 환자들의 처연한 눈빛을 늘 가슴속 깊이 묻어 두고 있다. 그들을 곁에서 지켜보면서 나만이 느낄 수 있는 수많은 느낌이 교차한다.

그런데 놀라운 것은 똑같이 어려운 상황에서도 삶과 죽음이 분명히 갈리는 것을 여러 번 경험하였다는 사실이다. 눈에서 생기가 사라지지 않고, 회복될 수 있다는 꿈을 포기하지 않은 사람들은 몸에 지니고 있는 자생력의 도움을 받아서 결국 암을 이겨내고 살아난다. 그래서 나는 '암은 마음으로 낫는 병'이라는 말을 입버릇처럼 하게 된다. 마음이 나으면 암도 낫기 때문이다.

힘들고 어려운 과정을 극복하고 성공적으로 암을 이겨낸 사람들의 이야기를 일일이 다 소개할 수는 없지만, 몇몇 사례를 소개함으로 암과 더불어 힘든 시간을 보내는 많은 분들께 용기를 드리고자 한다.

최초의 기적을 선사한 40대 간암 환자

요양원 문을 열고 처음에 찾아온 환자는 알코올성 간경화 말기로 흑달까지 온 사십 대 중반의 노총각이었다. 당시 나는 이런 환자는 무조건 2~3일 정도 물 금식을 시키면서 관장을 해서 몸안에 있는 독소를 빼주어야 한다고 알고 있었기 때문에 금식부터 시켰다.

그런데 이틀 만에 큰 문제가 생기고 말았다. 이 사람은 담배를 계속 피웠는데, 담배를 피우다가 갑자기 쿵 하고 쓰러지더니 피를 한 대야나 토하고는 의식을 잃어버린 것이었다.

빈속에 담배를 피우니까 현기증이 나 쓰러지면서 정맥이 터져 피를 토하게 된 것이다. 간경화가 심해지면 정맥출혈이 가끔 일어나는데, 그런 상식이 없던 나는 무조건 굶기면 되는 줄 알고 굶겼고, 굶긴 결과로 현기증이 나서 쓰러지게 되었고, 쓰러지는 충격에 정맥이 터진 것이다. 나는 당황한 나머지 어찌할 바를 몰라 쓰러진 사람을 붙잡고 기도하기 시작했다.

'하느님 아버지 이 사람을 살려주세요…' 무슨 말로 어떻게 기도했는지도 잘 기억나지 않지만, 얼마간의 간절한 기도가 있는 중에 이 사람이 캑! 캑! 하면서 호흡이 돌아오고 의식을 회복하기 시작했다.

간신히 주변을 수습하고 병원으로 가자고 하니까 그 사람은 가끔 그런 일이 있다고 하면서 병원에는 가지 않겠다고 했다. 그래서 방 안에 눕혀 놓고 포도즙과 물을 번갈아 가면서 입안에 떠 넣어 주었다. 오전 10시경에 쓰러졌는데 저녁 7시경에서야 조금씩 흐르던 피가 멈추기 시작했다.

그 다음 날부터 현미밥에 채소 반찬을 정성껏 만들어서 둘이 마주 앉아 밥을 먹으면서 '백 번은 씹어라, 싱겁게 먹어야 간이 좋아한다.'고 열심히 일러 주었다.

지금 생각해도 아찔하지만 그 정도의 피를 쏟고 흘렸으면 생명이 위독할 수도 있다는 것을 그 당시에 나는 몰랐다. 환자가 병원에 가지 않겠다고 우기면 강제로라도 병원으로 데려가 치료를 받게 해야 하는데, 온종일 환자 곁에서 포도즙 먹이고, 물이나 마시게 한 것은 지금 생각해도 너무도 무지한 행동이었다.

그런데 놀랍게도 시간이 지나면서 조금씩 회복이 되었는데, 2주쯤 지나자 흑달과 알코올성으로 벌벌 떨던 손이 거의 정상으로 돌아오고 눈에 띄게 건강이 회복되기 시작했다. 정맥출혈로 피를 한 대야나 쏟고 10시간 가까이 피가 멈추지 않았던 사람이 수혈 받지 않고 그대로 회복되어 간경화 증상까지 호전되었다는 사실을 어떻게 설명해야 할까?

환자는 그 후 추석을 앞두고 집에 추석 쇠러 간다고 나간 다음 기다려도 돌아오지 않았다. 그렇게 한 달쯤 지난 뒤에 오토바이에 다시마를 가득 싣고는 구룡포에서 영천까지 달려와 '살려 주신 은혜 평생 잊지 않겠습니다.'라고 인사를 하는 것이었다. 그 사람은 집으로 가서 다니던 직장에 착실하게 다시 다니면서 결혼도 해서 잘살고 있다는 소식을 종종 보내왔다.

우리가 영천에서 경주로 요양원을 옮길 무렵에는 몰라보게 훤칠

한 신사가 되어 다시 찾아와 주었다. 그 이후로는 소식이 끊어졌지만 계속 건강하게 지내고 있을 것으로 나는 믿고 있다.

이 사람이 그렇게 나았다는 사실이 입소문으로 퍼지면서 한 사람 두 사람 환자들이 찾아오기 시작했는데, 나중에는 나 혼자 힘만으로는 감당하기가 어려울 지경이 되었다.

그러나 수입보다 지출이 많은 상황에서 일할 사람을 둘 형편은 되지 못했다. 그래서 혼자 밥하고 환자 뒤치다꺼리하고 농사짓고(과수원 한쪽에 집을 지은 것이라 과수원 농사도 하고 있었다), 상상하기 힘들 정도의 많은 일을 해내고 있는 나 자신에 대해 스스로도 놀랄 지경이었다.

곧 쓰러질 것 같고 전신이 부서지는 아픔이 있어도 내가 움직이지 않으면 당장 끼니를 거르게 되는 환자들 때문에 몸져누울 틈도 없었다. 그러면서 병약했던 내 몸은 점점 더 강인한 체질로 바뀌어 갔다.

희망을 심어준 50대 간암 환자

어느 날 요양원 마당에 구급차 한 대가 들어오더니 들것에 실린 환자를 방에다 내려놓았다. 혈색 없이 핼쑥한 얼굴에 배만 풍선처럼 부풀어 올라 있는데 복수 환자를 만난 것은 그때가 처음이었다. 복수 환자는 어떻게 해야 하는지도 모르는 상황에서 기가 막히는 심정으로 내 방에 앉아 조용히 기도하기 시작했다.

'하느님 아버지, 저런 환자를 보내 주시면 제가 어떻게 해야 합니까…' 얼마간의 기도가 이어지는 동안 어느 순간 머릿속에 과수원 한 쪽에 서 있는 돌배나무가 떠오르는 것이었다. 원래 돌배나무가 아니었는데 요양원 한다고 약도 안 치고 열매도 솎아주지 않아서 돌배처럼 된 것이었다. 얼른 일어나서 배를 몇 개 따다가 밀가루를 발라서 깨끗이 씻은 다음 통째로 녹즙기에 갈아 배즙을 만들어 조금씩 떠먹였다. 그랬더니 그 다음 날 아침에 이 사람이 일어나서 하는 소리가 '원장님! 저 소변 좀 보았습니다.' 하는 것이었다.

알고 보니 이 환자는 어릴 때 어머니로부터 B형간염 수직보균자로 감염되어 음성으로 지내다가 30대 중반에 양성으로 나타났다. 이후 40대 초 간경화로 갔다가 50대 중반에 간암이 되었는데, 이제는 간암 말기로 복수에 부종까지 온 것이었다. 이뇨제를 아무리 써도 안 되는 상태에서 지푸라기라도 잡는 심정으로 우리 요양원에 온 것이었다.

매일 배를 햇볕에 노출시킨 채 일광욕 20~30분, 배즙 세 번, 맹물

세 번, 밥은 현미밥 두 숟가락에 케일 두 장, 이렇게 사흘을 먹고 나니 소변이 하루에 거의 1000cc 가까이 나오기 시작했다. 그리고 열흘쯤 지나서부터는 소변이 1500~1600cc 정도로 정상인에 가깝게 나오고 색깔도 붉은색이던 것이 거의 물색으로 변했다.

밥의 양도 조금 늘리고 반찬도 생야채, 생오이, 호박볶음, 이런 식으로 한두 가지씩 늘려갔는데, 한 달쯤 되었을 때는 하루에 1500칼로리 정도 섭취하도록 했다.

환자는 부산에서 제법 규모가 큰 회사를 운영하던 사람이었다. 그래서 그런지 요양원 운영을 경영면에서 지켜보고 조언을 해주었다. 내가 하는 일이 뜻은 좋으나 현실적으로 운영상 문제가 있다는 것이었다. 그러면서 요양비를 더 올려 받고, 환자들에게도 더 질 높은 요양을 할 수 있는 환경을 만들어 주고, 인력도 필요한 만큼 채용해야 내가 지치지 않고 오래 일할 수 있을 것이라고 간곡하게 권유하는 것이었다.

그러나 나는 그때만 해도 순수한 마음에 '거저 받았으니 거저 주어라.'는 성경 말씀을 인용하면서 필요하면 필요한 만큼 하느님께서 주실 것이라고 우겼다.

그 후에 이 사람은 좀 더 좋은 환경에서 요양을 계속하겠다면서 다른 곳으로 옮겨갔는데, 열흘쯤 지나서 다시 배가 팽팽해져서 찾아왔다. 처음에 우리 요양원으로 왔을 때처럼 처방을 해보았더니 신기하게도 다시 차도가 나타나기 시작하는 것이었다.

옮겨간 곳에서 어떻게 했기에 그 지경이 되었냐고 물어보았더니 음식은 별반 차이가 없는데, 다만 새벽 5시에 일어나면 저녁 9시에 잠자리에 들 때까지 진행되는 특수 프로그램을 다 따라하다 보니까 그렇게 되었다는 것이었다.

그 후 한두 달 지나면서 이 사람은 요양비를 올려서 합리적으로 운영하라는 말은 더 이상 하지 않고, 그 대신 자신이 스스로 알아서 다른 환자들 상담도 해주고, 무엇이 필요하다 싶으면 아무 말 없이 자기가 알아서 준비를 하는 등 내게 큰 힘이 되어 주었다.

그 사람은 이런 말을 수시로 해서 나를 기분 좋게 만들었다. "원장님은 내게 세 번째 여자입니다. 첫 번째는 아내, 두 번째는 장모님, 세 번째가 원장님이 내 인생에서 가장 소중한 여인입니다." 친어머니가 빠진 것은 어릴 적에 돌아가셨기 때문에 어머니에 대한 기억이 별로 없어서 그렇다고 했다.

환자들과 함께 생활하는 것은 보람 있지만 육체적으로는 무척 힘든 일이다. 하지만 그 일이 아무리 힘들어도 나는 이런 말 한마디에 새 힘이 솟아 정신 나간 사람처럼 일했다.

이렇게 일 년쯤 지나고 나니 요양원도 나름대로 체계가 잡혀서 별 탈 없이 움직이기 시작했다. 마치 자식 많은 가난한 집에 아이들이 스스로 알아서 잘 크는 것 같았다. 환자들 스스로 알아서 밭일하고, 운동 지도하고, 새로운 환자가 찾아오면 자기들이 겪은 방식대로 교육시키고 하는 것이었다. 환자들도 그런 식으로 정말 재미나게 하루하루를 지내다 보니 자신이 병에 걸려 아픈 환자라는 사실을 잊고 사는 것 같이 되었다.

실제로 환자를 상담하러 온 사람들이 우리와 이야기를 실컷 한 다음 환자가 있는 곳을 보여 달라고 하는 경우도 있었다. 웃고 떠들면서 일하는 사람들이 환자로 보이지 않았던 것이다.

처음에 요양원을 소개받고 찾아오는 사람들은 대부분 병원에서 치료를 포기한 상태였기 때문에 다른 환자들도 자기들과 비슷한 상태일 것으로 생각했다. 그런 환자들이 모여서 치료받는 곳이니 병원에서 만나는 중환자들의 모습과 비슷할 것이라는 상상을 하고 오는 것이었다. 그런데 이곳의 분위기가 중환자들이 모여 사는 분위기와는 딴판이고, 그냥 보통 마을사람들이 모여 일하면서 노는 그런 분위기인 것을 보고는 모두들 놀랄 수밖에 없었다.

이처럼 환자들이 환자처럼 보이지 않는 분위기가 된 것은 무슨 이유 때문이었을까? 무엇이 그 사람들을 웃고 떠들고 노래 부르게 하는 것이었을까? 그것은 바로 희망 때문이었다. 이곳에 처음 올 때는 지푸라기라도 잡는다는 심정으로 찾아왔는데, 잡고 보니 지푸라기가 아니라 동아줄이라는 생각을 하게 된 것이다.

죽는 줄만 알았는데 살 수 있다니, 더구나 자신보다 상태가 더 안 좋은 사람들이 멀쩡하게 건강한 모습으로 함께 생활하는 것을 보고는 각자가 자기도 그렇게 좋아질 수 있다는 희망을 갖게 된 것이다.

희망이 있는 한 환자는 낫게 되어 있다. 도저히 희망을 품을 수 없는 상황에서 희망이 보인다는 것은, 치료 가능한 상황에서 희망을 가지는 것보다 상승효과가 훨씬 더 크다.

생활습관 바꾸어 대장암을 이겨내다

이번에 소개하는 환자는 병원에서 1~2개월 정도의 여명밖에 남지 않았다는 선고를 받고 이곳에 왔다가 3년 반 만에 완전히 회복되어 집으로 돌아간 사람이다. 지금은 시골로 들어가 농작물을 키우며 건강하게 잘 살고 있다는 소식을 보내온다.

우리 요양원으로 올 때 60대 초반이었던 이 환자는 대장암 진단을 받은 뒤 수술을 받고 항암치료를 12회 하고 많이 회복되었다고 했다. 거의 다 좋아졌다고 안심하고 있었는데, 일 년 뒤에 간에서 다시 암이 발견된 경우였다.

큰 수술 받고 몸이 쇠약해졌기 때문에 몸에 좋다는 건강식품을 열심히 먹는 중에 이번에는 암이 간에서 발견된 것이었다. 그렇다 보니 환자 본인도 실망하고 황당한 모습이었고, 그의 부인은 거의 사색이 되어 있었다.

처음 대장암 진단을 받고 치료하는 과정에서는 현대의학을 믿고 회복되리라는 희망에 큰 두려움 없이 어려운 치료를 잘 견뎌냈다. 그런데 암이 간에서 재발이 되고 보니, 암이 얼마나 무서운 병인지 실감이 난다면서 실망과 공포에 질려 있었다.

부인의 안절부절못하는 모습은 보기 딱할 정도였고, 환자에게도 나쁜 영향을 끼치는 것 같아서 환자만 요양원에 두고 부인은 집에 가라고 권하였으나 도저히 남편을 혼자 두고 못 가겠다는 것이었다. 그래서 마음을 진정하고 불안한 모습을 보이지 않겠다는 약속을 받은 다음에야 함께 있도록 했다.

환자는 요양생활을 결심하면서 그동안 스무여 개 되던 여러 단체 활동과 모임들을 다 정리하고 투병에만 전념했다. 간암수술을 받고 항암치료를 하는 과정에서는 너무 견디기 힘들면 어떤 날은 산속에 홀로 들어가 소리 지르며 울고, 어떤 날은 큰소리로 웃기도 하고, 또 어떤 날은 정신 나간 사람처럼 하루 종일 노래를 부르기도 했다.

그리고 항암치료 하고 입맛이 떨어져 밥을 못 먹을 형편이 돼도 눈물을 반찬 삼아서 억지로 정한 양을 다 먹으면서 체력을 유지했다. 남자인데도 감성이 풍부하여 사물을 시적으로 느끼며 바라보곤 했다. 하루는 내게 이런 말을 했다.

"풀 한 포기 돌 하나에도 의미를 부여하고 깊이 생각하다 보면 어느새 시인도 되고 철학자도 될 수가 있어요. 아등바등 살아가는 인생살이에서 언제 이런 여유를 가져 보겠어요. 기왕에 생긴 여유 암이 주는 휴가라고 생각하고 즐기면서 지내볼 생각입니다."

마음을 비운다는 것이 말처럼 쉽지는 않지만, 사실은 마음만 먹으면 안 되는 일도 아니다. 암이 나을 수 있다는 희망이 있는 한 얼마든지 행복하게 살 수가 있는 것이다.

그 환자가 요양원에 오기 전에 자녀들이 먼저 상담하러 와서 이런 말을 했다. "아버지가 이곳에 오신다 해도 오래는 못 계실 거예요. 우리 아버지는 일을 너무나 좋아하셔서 일 없이는 하루도 못 지내시니 못 견디고 가실 겁니다." 하지만 자녀들의 예상은 빗나갔다.

처음에는 힘든 모습으로 왔지만, 한 달 두 달 요양생활에 적응하면서 느긋하고 차분한 성격으로 바뀌고 즐겁게 생활했다. 부지런한 성격은 그대로여서 요양원 안팎을 자기 집처럼 돌보았고, 어려운 일이 있다 싶으면 헌신적으로 우리를 도와주었다.

그리고 늘 함께 생활하는 환자들에게 용기를 주고 배려하면서 분위기를 밝게 이끌어 나갔다. 그리고 2년 채 안 되어서 완전히 회복하여 집으로 돌아갔는데 지금까지 건강하게 잘 살고 있다고 한다.

지금은 도시에 있는 아파트는 팔고 시골에 작은 농토를 마련하여 식생활을 자급자족하며 살고 있다. 자녀들과 주변 친척들에게 직접 지은 농작물을 나누어 주면서 예전보다 더 행복한 마음으로 잘 살고 있다며 종종 소식을 보내오고 있다.

웃음으로 요양원 분위기를 바꾼 위암 말기 환자

50대 후반의 여성 환자였는데 위가 더부룩하고 소화가 잘 안 되어서 병원에 갔더니 위암이라며 위를 전부 들어내야 한다는 진단을 받았다고 했다. 음식을 삼키지 못하고 물도 간신히 조금밖에 마시지 못하는 상태에서 병원에 수술 예약을 해놓고 요양원으로 온 것이었다.

나는 이 환자에게 우선 밥 한 숟가락을 백번씩 씹어 먹게 하고, 물도 씹어 먹고, 채소와 과일은 모두 익혀 먹게 했다. 위가 나쁜 환자일수록 죽이나 미음보다는 밥을 입에서 물이 되게 씹어 먹으면 소화 흡수가 잘 된다.

다른 암보다 위암이 회복이 잘 되는 편인데, 그것은 위가 하는 일을 입이 대신할 수 있기 때문이다. 꼭꼭 씹어서 침이 음식 입자에 골고루 섞이게 하고 잘게 부수어 주면 그만큼 위의 부담이 줄고 소화 흡수도 잘 된다. 그렇게 하면 체력도 좋아지고 위도 쉬면서 회복이 되는 것이다.

물도 잘 못 넘기던 사람이 밥을 한 숟가락 두 숟가락 먹게 되면서 조금씩 기운이 돌아오기 시작했다. 그리고 약 20일 뒤에 위를 모두 잘라내는 절제수술을 받았다. 수술 뒤 15개월간 요양생활을 하면서 이 환자는 완전히 회복되어 집으로 돌아갔다.

이 부인은 아주 단순하고 쾌활한 성격이었다. 병원에서 수술이 잘 되었고, 이후 요양생활만 충실히 하면 회복되는데 전혀 문제가 없다는 사람들의 말을 아무런 의심 없이 액면 그대로 받아들였고, 밝고 즐겁게 생활했다. 환자는 투병생활이 그렇게 힘들다고 생각지 않았고, 모든 가족이 자신을 응원해 주었고, 남편의 사랑을 듬뿍 받아 매일 매일 행복한 기분으로 지냈다.

그동안 시어머니를 모시고 가부장적인 남편 밑에서 세상 물정 모르고 전업 가정주부로 살아 온 부인이었는데, 요양원의 공동체 생활은 아주 새로운 경험이었고, 즐겁게 받아들였던 것이다.

요양원 분위기가 조금 가라앉는다 싶으면 이 부인이 나서서 노래를 부르거나 장기자랑을 해서 분위기를 밝게 하려는 노력을 했고, 그 덕분에 요양원에는 언제나 웃음이 넘쳐났다.

아무리 세상 물정을 모르고 살았다 해도 60년 가까이 살다 보면 터득하는 인생의 지혜가 생기는 모양이다. 그 부인이 자신이 어떻게 하면 모두에게 유익한 일이 되는지를 알고 노력하는 모습을 보고 주위에 있는 사람 모두가 감동을 받고 함께 행복해 했다. 그 환자가 회복되어 집으로 돌아가고 난 뒤에도 남은 환자들은 오랫동안 그 부인을 그리워하면서 이야기를 했다.

크게 능력 없어 보이는 병약한 환자도 마음만 먹으면 다른 사람에게 많은 도움을 줄 수 있다는 사실을 그 부인은 몸소 보여 주었다.

지렁이 한 마리도 사람에게 유익함을 주고, 소나무 한 그루도 많은 사람이 숨 쉴 수 있는 산소를 만들어 준다. 마찬가지로 아무리 병이 들었다 해도 마음먹기에 따라 환자 자신은 물론 주위 사람에게 유익한 존재가 될 수 있는 것이다.

숯가루 찜질로 대장암을 이긴 50대 환자

50대 후반의 남자였는데 대변에 점액질과 피가 섞여 나와서 병원에 갔더니 진단 결과 대장암이 상당히 진행된 상태라는 판정이 나왔고, 다행히 수술은 할 수 있는 단계라는 말을 들었다고 했다.

환자는 대장암이란 소리를 듣는 순간 다리가 후들거려서 걸음을 옮기기 힘들 정도로 충격을 받았다고 했다. 어떻게 운전을 하고 집으로 돌아왔는지 모를 정도였다고 그때의 심경을 이야기했다.

그런데 병원에서 대장암 수술을 받은 다음 항암치료를 받으려고 하니까, 그것을 감당할 체력이 되지 않아서 항암을 포기하고 요양원에 온 것이었다.

처음에는 대변을 보지 못해서 얼굴은 노랗고 진통 때문에 배를 움켜잡고 엉거주춤한 상태로 힘들어했다. 숯가루 찜질(고운 숯가루 두 큰 숟갈, 아마씨 가루 두 큰 숟갈, 밀가루 한 컵, 티스푼으로 유칼립투스유 한 스푼을 함께 넣고 뜨거운 물에 익반죽하여 거즈에 싸서 사용함)을 해서 배에 얹어주고 기도를 했다. "박 선생님의 사정을 잘 알고 계시는 하느님 아버지, 우리는 지금 사람이 할 수 있는 한계 앞에서 하느님께 도움을 구합니다…"

그런데 기도가 끝나자 환자도 함께 "아멘!" 이라고 따라했다. 환자의 방에서 나오는데 그의 부인이 뒤따라 나오더니 "원장님, 그이가 아멘이라고 했어요. 원장님도 분명히 들으셨지요." 하면서 내 손을 잡고 눈물을 흘리는 것이었다.

사연을 들어보니 그의 부인은 기독교 신자인데, 시어머니는 불교 신자여서 종교 문제로 고부간에 갈등이 심했다고 했다. 남편은 고민하면서도 시어머니 편을 들었고, 부인에게 교회를 못 다니게 하고 심지어 성경책을 찢기까지 했다는 것이었다. 그러던 남편이 내가 기도할 때 함께 아멘이라고 따라했으니 좋아할 만도 했다.

나는 이 부인의 말 속에서 그의 남편이 병이 난 이유를 알 수 있을 것 같았다. 며느리와 시어머니 사이가 종교 문제로 갈등이 심화되면 사랑하는 두 여자 사이에 끼어 있는 남자는 병들게 되어 있다. 갈등하는 당사자보다도 더 괴로움을 느끼는 사람은 중간에서 그 문제를 해결하려고 애쓰며 부대끼는 사람일 수 있기 때문이다.

이튿날 환자는 밝은 표정으로 이렇게 말했다. "원장님, 아침에 대변을 시원하게 보았습니다. 감사합니다." 요양원이라는 특수 환경은 정말 재미있는 곳이다. 밥상 앞에서 예사롭게 대변이 화제가 되어도 아무도 탓하지 않을 뿐만 아니라, 탓하기는커녕 남이 대변 한번 시원하게 보았다는 말에 무슨 경사라도 난 듯 서로 좋아하면서 박수쳐 주고 같이 좋아해 주는 곳이다.

환자인 박 선생은 그 후 마치 다 낫기라도 한 것처럼 자신감에 넘치고 즐겁게 요양생활을 하기 시작했다. 당시는 내가 운전을 못하던 시절이라 박 선생이 요양원 운전기사 노릇을 자청해서 했다.

서울에 빌딩을 여러 채 가지고 있는 큰 부자가 시골 작은 요양원 기사 노릇을 콧노래를 불러가며 하는 것이었다. 부인은 부엌에서 모자라는 일손을 도와주면서도 늘 감사에 넘쳐 있었다. 박 선생은 정말 그날 이후 좋아져서 14년이 지난 후에도 더 밝고 건강한 모습으로 이곳을 다녀갔다.

같은 자연식을 하고 건강법칙 여덟 가지를 똑같이 지켜도 어떤 사람은 쉽게 암이 낫고, 어떤 사람은 좀처럼 낫지 못하는 것은 마음가짐을 얼마나 단순하고 유쾌하게 가지는가에 크게 좌우된다. 이후에도 나는 그러한 사실을 경험을 통해 여러 차례 확인할 수 있었다.

박 선생의 경우처럼 대장암은 대변 보기가 어렵다. 그런데 숯가루 찜질과 기도 한 번으로 대변을 시원하게 보게 된 것이다. 환자가 틀림없이 낫겠다는 확신만 갖게 되면 쉽게 나을 수 있다는 것을 보여준 사례였다.

문제는 이런 단순한 믿음이 잘 생기지 않는데 있다. 환자의 성격이 어떤지가 병을 낫게 하는데 큰 영향을 미치는 것이다. 환자의 성격이 매사에 부정적이라면 그 성격부터 바꾸어야 투병에 성공할 수가 있다.

자생력의 힘으로 대장암을 완치하다

50대 초반의 여성 환자였는데 대장암 수술을 받고 항암치료 중이었다. 의사로부터 더 이상 항암치료를 계속하기 힘들다는 말과 함께 100% 재발할 것이라는 절망적인 진단을 받았다고 했다. 낙담한 가운데 며칠만 있어 보겠다고 요양원을 찾은 것이었다.

그런데 며칠이 지나도 환자가 집에 돌아갈 생각을 하지 않았다. 이유를 물었더니 내가 하는 강의를 더 듣기 위해서라고 했다. 이 환자는 강의시간 중에 유난히 눈을 반짝이면서 강의에 몰두하고, 강의 내용을 노트에 빼곡하게 받아 적기도 하면서 열심히 들었다.

그렇게 2년이 지나자 처음에 올 때 검고 거칠던 환자의 얼굴은 희어지고, 피부도 깨끗해지면서 몸이 몰라보게 좋아졌다. 환자는 병이 나기 전 백화점 지하실에서 피아노 판매원으로 일했다. 그래서 햇빛을 거의 보지 못한 채 생활했기 때문에 대장암이 올 수밖에 없는 환경이었다고 할 수 있다. 그런 환경적인 문제를 바로잡아주면 쉽게 회복될 수 있다는 것을 보여준 좋은 사례였다.

그 나이 또래는 대부분 병원치료와 요양생활을 병행하려 하는데 그 환자는 병원치료는 아예 안 받고 전적으로 자연치유에만 매달렸다. 자연치유의 원리는 건강법칙대로 살고, 자생력에 내 몸을 맞기고 마음을 비우는 것인데 이 환자는 이 원칙을 충실히 따랐다. 가장 잘 지킨 것은 웃는 일이었고, 환자의 웃음소리가 어찌나 맑고 카랑카랑하던지 온 동네에서 모르는 사람이 없을 정도였다.

환자는 거의 회복되고 집으로 돌아간 지 8년이 지난 뒤까지도 조금만 몸이 안 좋다 싶으면 요양원에 와서 쉬고 갔다. 그러다 얼마 전에 다시 요양원으로 들어와 살고 있다.

가족들도 죽을 사람이 덤으로 살고 있으니 집에 있건 요양원에 있건 살아 있는 것만으로도 감사하다는 생각을 하는 것 같았다. 재발확률 100%에다 더 이상 치료방법이 없다는 진단을 받은 사람이 병원의 도움을 전혀 받지 않고 8년 넘게 건강한 모습으로 오늘도 이곳에서 나를 도우며 살고 있다.

이제는 옛날에 자기가 받은 교육내용을 다른 사람에게 전해 주면서 밝고 쾌활하게 산다. 온종일 이 사람 입에서 나오는 가장 많은 말은 '감사합니다.'이다.

자기가 암에 걸린 것도 감사하다고 한다. 암에 걸리지 않았더라면 배우지 못할 소중한 것들을 배웠고, 한평생 자기가 누구인지도 모르고 살 뻔했는데 진짜 자신을 찾게 되어 기쁘고, 풀무불 속을 지나는 것처럼 고통스러운 암의 질곡을 통과하면서 너무도 많은 것을 얻었다는 것이다.

처음에 까칠해 보이던 성격은 어디로 도망갔는지 찾아볼 수 없다. 지금은 만약 천사가 있다면 바로 이런 모습이 아닐까라는 생각을 종종 갖게 하는 사람이 되었다. 자신의 존재는 아예 없는 것처럼 생각하고, 오로지 다른 사람의 아픔과 회복에만 관심을 가지고 자기 일처럼 안타까워하고, 좋아하기도 하면서 모든 사람들의 친구처럼 살고 있는 것이다. 하느님이 이런 용도로 쓰려고 이 사람을 사지에서 건져내 여기로 보내신 게 아닌가 하는 생각이 들 때도 있다.

　나는 한 사람의 정신적인 풍요로움이 다른 사람의 마음까지 윤택하게 만든다고 생각한다. 투병에서 성공하는 사람들의 공통적인 특징이 대부분 마음의 여유가 있고 상황논리에 휘둘리지 않으며, 새로운 삶의 의미를 발견한 사람들이라는 점이다. 희망을 잃지 않고 온 힘을 다하고, 그러다가 위기의 순간이 닥치면 침착하고 초연하게 대처하고, 살아야 한다는 욕망과 집착에 사로잡히지 않는다.

　견디기 힘든 고난까지 감사로 승화시킬 수 있다면 우리 몸의 자생력은 기뻐서 춤을 추게 될 것이다. 우리 몸속에는 병이 나면 꺼내어 쓸 수 있는 자생력이 준비되어 있다. 올바르지 못한 자아가 자생력의 활동을 방해하지만 않는다면 회복되지 못할 질병은 없다.

암덩어리 3kg을 다 토해낸 여성 위암 환자

하루는 바짝 마른 몸에 배만 올챙이처럼 볼록 나온 몰골을 한 위암과 대장암 환자가 찾아왔다. 빈방이 없어서 환자를 더 이상 받을 수 없다고 했더니 울며불며 하도 사정을 해서 헛간에라도 있겠느냐고 했더니 좋다고 했다. 매달리는 모습이 측은하기 그지없었다.

체중을 달아 보니 36kg. 그 몸 상태로는 도저히 불도 들어오지 않는 헛간에 머물게 할 수가 없어서 내 방에 함께 있기로 했다. 그날 저녁 지렁이 찜질을 해서 배 위에 올려 주고 기도를 드렸는데, 그 사람은 내가 기도하는 중에 소리 없이 잠이 들었다. 이튿날 아침에 일어나서 보니 그때까지 자고 있었다.

그 다음 날, 그리고 그 다음 날도 똑같이 지렁이 찜질을 해 주고 기도를 올렸는데, 그때마다 잠이 푹 들어서는 나보다 늦게 일어났다. 환자는 그렇게 일주일이 지나도록 단 한 번의 통증도 없이 푹 숙면을 취했다. 밥도 조금씩 먹기 시작했다.

너무도 놀라운 일이 일어나고 있었던 것이다. 한순간도 통증이 멈추지 않아서 힘들어 하던 사람이 통증이 전혀 없이 매일 지내게 되니까 날아갈 듯이 좋다고 했다. 마치 다 나은 것 같은 기분이 드는 모양이었다.

요양원에 온 지 일주일째 되는 날 저녁에 예배를 드리는 중에 슬그머니 일어나서 화장실에 가서는 심하게 토하고 왔다. 돌아와서는 이렇게 말하는 것이었다. "원장님, 저 암 다 토해 버렸어요." 그리고는 내 앞에 엎어져서 펑펑 울어대는 것이었다.

도무지 믿기지 않는 마음으로 배를 만져보니 배가 등에 붙어 있는 것이었다. 몸무게를 재보니 33kg, 올챙이처럼 볼록하게 뱃속에 들어 있던 암 덩어리 무게가 3kg이나 되었던 것이다.

얼마나 정신없이 울고불고 좋아하는지 함께 있던 사람 모두 자기 일처럼 좋아했다. 환자는 한참 뒤 정신을 가다듬고 자신이 어떤 사연으로 암에 걸리게 되었는지 그간의 사연을 들려주었다.

부인은 처녀 시절부터 교회에 열심히 다녔는데, 한 마을 청년이 집요하게 청혼을 했다. 부인은 같은 교인이 아니면 결혼하지 않겠다고 거절했고, 그러자 청년은 결혼만 해 주면 자기도 교회에 열심히 다니겠으니 결혼해 달라고 졸랐다. 그런데 결혼을 하고 나자 남편은 교회에 나가는 것은 고사하고 부인까지 다니지 못하게 방해했다. 그래서 교회에 다니지 못하고 지낸 세월이 30년이 되었다고 했다.

남편과의 불편한 사이 때문에 늘 긴장하고 갈등을 겪는 상태에서는 위가 제 기능을 할 수가 없다. 먹는 음식을 제때 소화시켜 주지 못하고, 오랜 시간 음식이 위에 머무르게 되면서 위는 계속 혹사당하고, 결국은 더 이상 버티기 힘든 상태에 다다르게 된다. 혹사당한 위세포가 마지막으로 죽지 않는 세포로 바뀌는 것이 위암이다.

늘 긴장해 있으니 산소가 부족하고, 기분이 나쁜 상태이니 몸의 저항력이 약해지고, 소화가 잘 안 되니 영양상태도 안 좋아진다. 암이 좋아하고 잘 자랄 수 있는 환경이 되는 것이다.

위암 선고를 받고 3년간 투병하자 이번에는 암세포가 장으로 전이되어 더 이상 가망이 없는 상태가 되었다고 했다. 남편과 시어머니는 무당을 불러서 수백만원짜리 치병굿을 했다. 이렇게 몸과 마음이 모두 힘든 상황에서 의식은 가물가물해 왔다. 이제는 정말 죽는구나 하다 다시 정신이 돌아오곤 하기를 수차례 반복했다.

그러는 가운데서도 부인은 자신이 쉽게 죽지 않고 목숨을 이어가는 이유가 무엇일까 하고 곰곰이 생각해 보았다. 무언가 할 일이 있겠다는 생각이 번뜩 들어서 남편과 시어머니께 마지막 소원이니 제발 교회에 나가서 지내게 해 달라고 부탁했다고 했다.

남편은 죽은 사람 소원 들어 준다는 심정으로 허락해 주었고, 부인은 그렇게 교회에 가서 한동안 지내게 되었다. 그러는 중에 우리 요양원 소문을 듣고 이곳으로 오게 된 것이었다. 부인은 요양원 문을 열고 들어서는 순간부터 편안한 마음이 들면서 극심하던 통증이 사라졌고, 나을 수 있겠다는 확신이 생겼다고 했다.

교회에 다니지 못한 30년 세월 동안 불안한 마음과 남편에게 속았다는 억울한 마음 때문에 한시도 마음 편할 날이 없었다. 그러다가 불치의 병까지 얻게 되자 부인은 거의 절망적인 상태로 빠져들었다. 그러자 우여곡절 끝에 나을 수 있다는 희망을 갖게 되었고, 그때부터 몸안에서 엄청난 양의 엔도르핀이 쏟아져 나온 것이다.

극단적인 절망은 오히려 사람을 세상사로부터 초연하게 하고, 쉽게 마음을 비우게 만드는 경우가 있다. 이 부인이 바로 그런 경우인 것 같았다. 부인은 절망적인 상태에서 아주 작은 희망에 자신의 전부를 걸었고, 그 결과 기적 같은 일이 일어난 것이다.

요양원에 온 지 일주일 만에 3kg의 암을 토해냈다는 것은 과학으로는 설명이 어려울지 모르나, 나는 우리 몸이 안고 있는 자생력에 바로 그 답이 있다고 생각한다.

헛간이라도 있을 수만 있으면 좋겠다고 찾아왔는데 헛간이 아니라 원장이 자기 방에서 함께 지낼 수 있게 해주었다. 그리고 밤마다 지렁이 찜질을 해주면서 간절하게 병 낫기를 하느님께 빌어 주는 것을 보고 감동이 되어 엔도르핀이 쏟아져 나왔을 것이다. 결혼하고 30년 넘게 방황하다 믿음을 다시 찾게 되었다는 안도감, 그리고 믿음이 병을 낫게 해 줄 것이라는 확신이 부인의 긴장을 풀어 주었고, 나아가 정신적인 자유를 맛보게 했을 것이다.

암은 우리 몸의 자생력을 무서워해서 자생력이 강해지면 숨어 버린다. 부인에게 그러한 자생력이 강해질 환경이 만들어진 것이다. 부인은 초봄이 되어 쑥과 냉이가 겨우 뾰족뾰족 움을 틔우자, 그 연약한 몸으로 요양원 식구들에게 먹이겠다고 산과 들을 헤매고 다녔다. 새 생명을 얻은 기쁨을 그렇게 보답하겠다는 마음씨였다.

두 달 석 달 지나면서 살도 제법 오르고 정말 좋아지고 있었는데, 그러자 이번에는 식구들이 부인을 집으로 데리고 가겠다고 고집을 부렸다. 본인은 가지 않겠다고 하는데도 가족들은 굳이 집으로 데려가겠다는 것이었다. 왜 그런 실랑이가 벌어지는지 이유를 가만히 들여다보니까 이 부인 앞으로 된 재산이 좀 있었는데, 이것을 혹시 요양원에 헌납이라도 할까 하는 걱정을 가족들이 하는 것 같았다. 그대로 집으로 돌아가면 환자가 다시 나빠질 가능성이 높기 때문에 가족들을 겨우 설득하여 돌려보냈다.

이 부인에게 했던 지렁이 찜질은 그 전부터 환자들에게 해주던 방법이다.

지렁이 찜질법

낚시미끼로 파는 지렁이 두 통을 사서 맑은 물에 깨끗이 씻은 다음 뜨거운 현미밥 한 공기에 섞어서 찧는다. 찧은 다음 밥을 따뜻하게 거즈에 펴서 싼 다음 환자의 배에 올려놓고 뜨거운 찜질팩으로 온도를 따뜻하게 유지해 준다. 이튿날 아침이면 그 부위에서 썩은 냄새가 난다. 지렁이 찜질을 약 2년간 환자들에게 해주다 보니까 오래 한 사람들의 경우 반점이 생기는 부작용이 간혹 있었다. 또 자연에서 자란 지렁이는 좋은데 인공적으로 기른 지렁이는 독성이 있는 경우가 있다. 그래서 요즘은 지렁이 찜질은 중단하고, 숯가루 찜질을 필요할 때마다 해주고 있다.

숯가루 찜질법

고운 숯가루를 큰 숟가락으로 두 숟갈, 아마씨 가루 두 숟갈, 밀가루 한 컵, 티스푼으로 유칼립투스유 한 스푼을 한데 섞고 뜨거운 물로 익반죽한다. 넓은 거즈에 얇게 펴서 싼 다음 필요한 부위에 붙여 주면 해독작용이 뛰어나다. 복수 환자에게 많이 사용한다.

마음 치유로 대장암을 떨친 60대 여성

대장암에 걸린 60대 중반의 부인이었는데 신체의 병도 문제지만 마음의 병이 더 깊었다. 심각한 우울증에 시달리면서 늘 죽음의 공포에 떨고 있었다. 혼자서는 잠도 못 자서 가족들이 교대로 환자 곁에 함께 있어 주어야 했다.

선후를 따지자면 암 선고를 받고 우울증이 온 게 아니라, 우울증으로 고생하는 중에 대장암을 발견하게 된 것이었다.

어떤 충격으로 우울증이 온 것이라면 그 충격에서 벗어나게 되면 우울증도 쉽게 낫는다. 그런데 우울증이 먼저 온 것이라서 요양원에 온 다음에도 오랫동안 힘들어했다. 그래서 함께 요양하는 환우들이 늘 곁에 있어 주면서 도와주어야 했다.

우울증은 참 낫기 힘든 병인데 이 부인은 그래도 쉽게 나았다.

다른 사람의 예를 들어 보자. 13년 전 쯤에 찾아온 대장암 환자였는데 30대 중반에 남편과 사별하고, 유산문제로 시댁과 20년 가까이 갈등을 빚고 있다는 부인이었다. 그래서 만성 우울증에 시달리면서 늘 죽고 싶은 마음뿐이었다고 했다.

그런데 병원에서 대장암 진단을 받으니까 그때부터 죽고 싶은 마음은 자기도 모르게 사라지고, 살고 싶다는 욕망이 강하게 생기더라는 것이었다. 막상 죽음 앞에 서면 살고 싶은 욕망이 더 강해지는 것이 인간의 본성인지도 모른다. 여러 해 동안 우울증에 시달렸는데, 막상 우울증보다 더 무서운 암에 걸리니까 우울증은 쉽게 몰아내 버린 것이다.

하루하루 밝게 생활하면서 요양원 규칙대로 균형 있는 영양식을 하면서 햇볕을 받으며 운동도 열심히 했다. 건강법칙을 충실히 지키며 생활하는 중에 자신도 모르게 생체리듬이 제대로 작동하기 시작하면서 병세가 호전되고 우울한 기분도 사라져 갔다.

예민하고 까다로운 사람은 햇볕을 많이 쬐면서 운동하면 마음이 느긋해지고 우울한 기분도 사라지게 된다. 섬유질이 많은 음식을 소화가 잘 되는 방법으로 섭취하고 운동을 많이 하면 대장암에 효과가 좋다.

힘겨운 투병을 하는 환자들에게는 공동체 생활이 크게 도움이 되는데 우울증을 앓은 이 부인의 경우는 특히 더 그랬다. 오후만 되면 혼자 방에서 울곤 하던 습관이 사라지고, 다른 환자들과 어울려서 웃고 수다 떨고, 산으로 들로 다니면서 전혀 딴 사람처럼 밝은 모습으로 변해 간 것이다.

변도 잘 보고, 잠도 잘 자게 되면서 회복에 대한 확신을 가지게 되었다. 그러자 자연스럽게 가족들을 편하게 놓아 주고 자신도 어두운 마음에서 자유로워진 것이다.

요즘은 남편과의 사이도 좋고 대인관계도 좋아져서 새로운 삶을 살고 있다. 늘 느끼는 일이지만 암은 역시 마음으로 낫는다는 사실을 이 부인을 통해 다시 한 번 확신하게 되었다.

재발한 담도암을 자연치유로 완치한 60대 여성

60대 중반의 부인이었는데 담도암으로 수술을 받고 항암치료를 마친 다음 3년 정도 좋아졌다가 암이 재발하여 요양원을 찾아왔다. 재발하자 병원에서 다시 항암을 권유해서 회복이 가능한지 의사에게 물었더니 약 10%의 가능성이 있다는 대답을 들었다고 했다. 그 말을 듣고는 항암을 포기하고 요양원으로 찾아온 것이었다.

담도암은 회복이 어려운 암 중의 하나이고, 특히 말기가 되면 통증이 아주 심한 것으로 알려져 있다. 이 부인은 처음부터 요양원 생활에 잘 적응하면서 통증도 크게 느끼지 않았다.

암 환자가 병원치료를 포기한다는 것은 여간 어려운 결단이 아니다. 이 환자는 3년 만에 암이 재발한 상태였고, 병원치료가 크게 의미가 없다고 생각하고 온 터라 그런지 매사를 적극적으로 받아들이고 내가 시키는 대로 꼼꼼하게 실천에 옮겨 나갔다.

요양원 생활이란 건강법칙 8가지를 지키는 것을 기본으로 하는데, 그중에서도 특히 정신교육에 아주 열심히 참여했다. 요양원에서 환자들에게 하는 교육은 8가지 건강법칙에 대해 상세히 알도록 하는 것인데, 그중에서도 특히 정신교육을 중점적으로 시킨다.

그렇게 하는 이유는 암이 마음으로 낫는 병이라고 생각하기 때문이다. 물질로 이루어진 우리 몸은 정신적인 에너지에 순종하도록 되어 있다. 낫는다고 굳게 믿고 낫는 방법을 지키며 생활하는 사람은 낫고, 병원에서도 안 된다고 했는데 풀만 먹고, 운동하고 일찍 잠이

나 잔다고 어찌 낫겠느냐고 부정적으로 생각하는 사람은 그런 부정적인 생각대로 된다.

그래서 암 투병의 성공과 실패는 병의 진행 정도에 달린 것이 아니라 마음먹기에 달렸다고 말하는 것이다. 마음을 어떻게 먹어야 하느냐 하면 암에 걸리기 이전과 다르게 바꾸어 먹는 것이다.

이전에는 암이 생길 수 있는 마음가짐이었다면 이제는 암이 나을 수 있는 마음을 가지라는 말이다. 마음을 고쳐먹는다고 언제 죽을지도 모르는 사람이 진심으로 밝게 웃을 수 있을까?

마음을 비우면 가능하다. 나 자신이 바로 그렇게 했기 때문에 자신 있게 말할 수 있는 것이다. 나는 암에 걸리고 나서도 늘 밝게 웃으면서 곧잘 진한 농담으로 주변을 웃음바다로 만들곤 하면서 정말 즐거운 마음으로 행복하게 지냈다.

나 스스로 공주병에 걸린 사람으로 자처하면서 주위 사람들과 잘 어울리고 요양원 분위기를 밝게 이끌어 나갔다. 성실하게 공부 잘하는 학생이 우등생이 되고, 교우관계가 좋으면 학교생활을 성공적으로 마칠 수 있듯이 요양원 생활도 성실하게 하면서 환우들끼리 관계를 좋게 갖고, 주위의 분위기를 밝게 이끌어 가는 사람이 투병에도 성공한다는 것은 이곳에서 정석처럼 통한다.

환자의 생활하는 모습과 성격을 보면 암치료에 성공할지 실패할지 거의 답을 예측할 수 있다. 그 부인은 나이가 주는 여유로움도 보이면서 '행복하게 살다 보면 암은 재미없어 도망간다.'는 내 말을 액면 그대로 믿고 정말 성실하게 요양원 생활을 이끌어나갔다. 그러더니 요양원에 온 지 불과 5개월 만에 병원에 가서 검사를 해보니 암이 사라졌다고 했다. 정말 기적 같은 일이 일어난 것이다.

대부분의 환자는 몸이 좋아진다 싶으면 빨리 병원에 가서 자신의 상태를 확인해 보고 싶어 하는데, 이 부인은 몸이 눈에 띄게 좋아지는데도 궁금한 마음을 드러내지 않고 5개월 동안 요양생활을 열심히 했다. 그리고 나서 병원에 가서 진찰을 받아보니 암세포가 사라진 것이었다.

부인은 성공확률 10%라는 항암치료에 매달리지 않았다. 그리고 공기 좋은 곳에서 자연식을 하면서 체력관리 잘하고, 마음 편하고 기분 좋게 생활하는 쪽을 택했다. 그렇게 했더니 재발했던 담도암이 5개월만에 나은 것이다. 이런 결과를 현대의학으로 과연 어떻게 설명할 수 있을까?

그러나 이것은 엄연히 내 눈앞에서 일어난 사실이다. 이 부인은 이후 우리 요양원에서 나가 지금은 공기 좋은 곳에 전원주택을 마련해 시골생활을 하면서 6년째 건강하게 잘 지내고 있다.

제2의 삶을 찾은 뇌종양 청년

당시 이 청년은 뇌종양 진단을 받은 환자였다. 대학병원에서 두 번 수술을 받고, 암이 세 번째 재발되자 앞으로 6개월밖에 더 살지 못한다는 의사의 말을 듣고 우리 요양원을 찾아왔다.

20대 후반의 청년이 요양원에 처음 들어섰을 때의 모습은 머리 여기저기에 길게 패인 수술자국이 나 있고, 체중은 140kg, 호르몬 조절이 되지 않아 머리카락은 한 올도 없고, 소변은 고장 난 수도꼭지에서 물방울 떨어지듯이 시도 때도 없이 뚝뚝 떨어지고, 왼쪽 눈은 암세포가 침범해 실명이 된 상태였다. 거기다 불어난 체중 때문에 잘 걷지도 못해 차마 눈뜨고 바라보기 민망할 정도로 안쓰러운 몰골이었다.

목이 말라도 소변이 계속 흐르기 때문에 맘껏 물을 마실 수도 없었다. 하도 목이 말라 집에 있을 때는 냉장고 문만 잡았다 놓았다 했다는 것이었다. 내가 하루에 6~8컵의 물을 마시라고 했더니 깜짝 놀라면서 안 마시겠다고 했다.

물을 필요한 만큼 마시라고 설득하는데 열흘이 넘게 걸렸다. 운동을 시키기 위해 억지로 데리고 나가서 요양원을 한 바퀴 돌게 했더니 걷기조차 힘들어 했다. 불어난 살 때문에 사타구니 사이가 헐어서 걸을 때마다 통증을 심하게 느꼈다.

청년은 1개월쯤 지나서부터는 누구보다 모범적으로 요양원 생활에 적응하기 시작했다. 강한 투병의지를 가지고 있어서 회복이 빨랐는데, 체중이 한 달에 5kg씩 줄었다. 2개월 쯤 지난 어느 날 아침에 청년이 보이지 않던 왼쪽 눈이 보인다고 큰 소리를 치는 바람에 요양원 전체에 때 아닌 난리가 났다.

이야기를 들어보니 아침에 잠을 깼는데 창밖이 너무 환하게 밝아 늦잠을 잔 줄 알고 시계를 보니 다른 날과 다름없이 아침 6시더라고 했다. 그래서 얼른 오른쪽 눈을 가리고 왼쪽 눈으로만 주위를 둘러봤더니 또렷하게 보이더라는 것이었다. 암세포 때문에 보이지 않던 왼쪽 눈이 암세포가 줄어들면서 다시 보이게 된 것이다. 함께 생활하던 다른 환자들도 자신이 좋아진 것처럼 기뻐해 주었다.

하루는 청년이 편지 한 통을 받고는 밥도 잘 안 먹고, 운동도 잘 하지 않고 몹시 힘들어하는 것이었다. 사연을 물었더니 4년간 교제하고 약혼까지 한 여성이 부모님의 성화에 못 이겨 다른 사람과 선을 보고 결혼하게 되었다는 내용의 편지를 받은 것이었다. 청년은 더 이상 살 이유가 없어졌다고 낙담했다.

나는 그 아가씨를 정말 사랑한다면 행복을 빌어 주는 게 더 큰 사랑 아니겠느냐고 청년을 달랬다. 청년은 며칠을 고민하더니 그 아가씨에게 마음 편히 자기 곁을 떠나라는 뜻을 담은 편지를 써서 꽃과 함께 보내주었다. 그리고는 딴 사람이 된 것처럼 매사에 적극적으로 요양원 생활을 다시 하기 시작했다. 나는 청년에게 야채밭 가꾸는 일을 맡기고 자질구레한 농사일을 시켰다. 청년은 아무 불평 없이 시키는 일을 묵묵히 해냈다.

청년의 건강은 나날이 눈에 띄게 좋아졌다. 그러다 4개월 뒤 병원에 가서 검사를 받아 보니 암의 크기가 작아져서 거의 보이지 않을 정도가 되었다는 말을 듣게 되었다. 청년은 모 제약회사에 입사시험을 보고 요양원으로 돌아와서 합격자 발표를 기다렸다.

그 무렵 청년이 가꾼 야채밭에는 새싹이 돋아나 파릇파릇 자라고 있었다. 그리고 청년은 제약회사에 합격이 되어 요양원을 떠나게 되었다. 절망적인 심정으로 찾아왔던 요양원에서 5개월 만에 새 삶을 얻어 떠나는 날 아침 청년은 울먹이면서 다른 환자들과 내게 이런 말을 했다.

"처음 이곳을 소개받았을 때 내게 오늘 같은 날이 오리라고는 상상도 못했습니다. 식이요법을 한다고 하니까 살아 있는 동안 살이나 좀 빼서 너무 힘들지 않게 지낼 수만 있어도 좋겠다는 심정으로 왔습니다. 그런데 생활하는 동안 원장님께서 내게 분명히 나을 수 있다는 말씀을 하셨고, 그 말을 듣고 나도 정말 그렇게 될 것 같은 확신이 생겼습니다.

또 나보고 야채 밭을 가꾸라는 말씀을 하셨을 때는 솔직히 왜 나한테 이런 힘든 일을 시킬까 하고 섭섭한 마음도 없지 않았습니다. 그런데 씨를 뿌리고 나니까 그 씨가 언제 싹이 나오는지 궁금해졌고, 그래서 틈만 나면 밭에 가서 물주고, 잡초 뽑는 일을 했습니다. 기다림 끝에 싹이 돋아 나오는 신비스러움을 보면서 원장님이 나한데 왜 그 일을 시키신 건지 그 이유를 알 수 있었습니다.

그뿐만이 아니라 약혼녀가 내 곁을 떠난다고 할 때는 솔직히 살고 싶은 의욕이 없었습니다. 그런데 원장님께서 그녀를 편안하게 떠나보낼 수 있게 조언해 주셨습니다. 그녀를 내 마음에서 놓아 버리니까 정말 마음이 편안해지면서 회복이 더 잘 되는 것을 느낄 수가 있었습니다. 앞으로 저는 원장님을 어머니같이 생각하고 살 것입니다. 나는 원장님 말씀대로 마음을 비우고 내게 주어진 시간은 오늘밖에 없다는 심정으로 하루하루를 의미 있고 행복하게 살았을 뿐입니다. 저 같은 말기암 환자도 나을 수 있다는 게 너무나 감사합니다."

청년은 떠날 때 자주 찾아오겠다고 한 약속을 지키며 지금까지 건강한 모습으로 살고 있다. 살고 있는 속초가 가까운 거리가 아닌데도 청년은 잊지 않고 요양원을 찾아온다.

이런 사람들 때문에 아마도 나는 죽는 날까지 이 일을 그만두지 못할 것 같다.

희망이라는 약으로 폐암을 이겨낸 50대 남성

50대 후반의 남자였는데 마른기침이 그치지 않고, 호흡이 어려워지면서 가래에 피까지 섞여 나와 천식인가 하고 병원에 갔더니 폐암 중증 판정을 받았다고 했다. 병원에서 수술도 어려운 상태라는 말을 들었다.

평소 건강에는 자신감을 가지고 살았는데 어느 날 갑자기 수술도 못하는 중증 폐암이라는 진단을 받자 이 남성은 우울증이 심해져 투병의지가 거의 없는 상태로 요양원을 찾아왔다. 병원치료가 어렵다는 말을 듣고 거의 자포자기했기 때문에 가족들은 말할 수 없을 정도로 애를 태웠다.

그런데 놀랍게도 때로는 완전히 삶에 대한 의욕을 포기하는 시점이 새로운 출발점이 될 수 있다는 것을 이 환자가 보여 주었다.

요양원에 들어온 지 얼마 지나지 않아서부터 힘들게 하던 호흡이 조금씩 수월해지면서 얼굴에 생기가 돌기 시작하는 것이었다. 그리고 회복될 수 있겠다는 작은 희망이 싹트면서 투병의지도 새로 생기고 사람이 조금씩 달라지기 시작했다.

폐암은 호흡곤란이 가장 어려운 문제이기 때문에 특히 심호흡을 깊이 하도록 노력하고, 하루에 한 번은 숨이 가쁠 정도로 운동을 하게 했다. 성격도 조금씩 바뀌어 갔는데, 매사를 적극적으로 받아들이려는 자세를 보이면서 표정도 밝아지고, 부정적이던 태도도 차차 긍정적으로 바뀌어가는 것이었다. 하루하루 지내는 일이 즐거운 것처럼 보였다.

어둡고 무거운 마음이 사라지고 밝고 가벼운 마음이 되면 몸도 따라서 가볍게 되는 게 대부분의 환자들이 보이는 공통적인 현상인데, 이 환자도 그렇게 되어 갔다. 과거에 자신이 스스로 병을 키우는 생각과 생활을 했다는 점을 인정하고, 앞으로 몸이 회복된다면 예전과는 다른 삶을 살고 싶다는 말도 했다.

성격이 긍정적으로 바뀌면서 그의 병세는 눈에 띄게 호전되어 갔다. 우울증도 깨끗이 사라졌다. 숨 한 번 수월하게 쉬게 되는 것에도 감사하고, 잠 한 번 달게 자는 것에도 감사하며, 매사가 그저 감사할 뿐이라는 말을 사람들 앞에서 수시로 했다.

암에 걸렸다 하면 대부분은 우울증도 함께 오게 된다. 사실 암보다도 우울증이 더 위험한 경우가 많다. 뇌에서 엔도르핀 계통의 호르몬 분비가 안 되는 병이 우울증인데, 엔도르핀이 안 나오면 저항력도 약해지고, 저항력이 약하면 암이 나을 수 있는 길이 막히게 된다. 암 환자가 되면서 생기는 우울증은 기능적으로 문제가 있어서 엔도르핀이 안 나오는 진짜 우울증 환자와 달리 충격으로 인한 일시적인 현상이다. 그렇기 때문에 암으로 인해 따라오는 우울증은 암이 나을 수 있다는 희망이 생기면 저절로 사라지는 게 보통이다.

환자들이 처음에 요양원에 올 때는 얼굴빛이 어둡고 침울한 표정을 하고 있다가도 며칠만 지나면 얼굴이 환하게 밝아지면서 생기가 돌기 시작하는 것도 병이 나을 수 있다는 희망이 생겼기 때문이다.

희망이라는 이름의 이 약은 암 환자에게는 병원이나 약국에서 구할 수 없는 최고의 명약이다. 내가 환자들에게 처방해 주는 약이 바로 희망이라는 이름의 이 약이다. 이 약은 부작용도 없고 돈도 크게 안 드는 아주 신비한 약이다. 암 환자가 희망을 갖고 있는 한 절대로 병에 쓰러지지 않는다.

병원에서 3개월밖에 안 남았다는 말을 그대로 믿는 사람은 진짜 3개월밖에 못 산다. 왜냐하면 의사가 희망이라는 약을 3개월치밖에 처방해 주지 않았기 때문이다. 물론 의사가 환자에게 쓸데없는 희망을 주어서 남아 있는 귀중한 시간을 허비하게 해서는 안 된다.

하지만 내가 경험한 바에 의하면 병원에서 환자에게 알려주는 시한부는 빗나가는 경우가 너무 많았다. 몇 개월 혹은 넉넉하게 1년 정도 여명이 남았다는 말을 들은 사람들이 여러 해 더 사는 경우는 흔하고, 아예 완쾌되는 경우도 종종 있었다. 실제로 맞지도 않고, 환자에게 감당하기 힘든 고통을 안겨주는 시한부 판정은 제발 내리지 말았으면 하는 바람이다.

불치의 병에 걸려서 몇 달 후면 죽는다는 판정을 받고 우울증에 안 걸릴 사람이 몇 명이나 있겠는가? 암과 함께 우울증을 갖고 오는 환자의 마음을 희망으로 바꾸어 주기는 쉬운 일이 아니다. 하지만 일단 마음이 밝아지고 자신감이 생기면 절반은 치료에 성공한 것이나 마찬가지다.

그 환자는 다행히 빨리 우울증을 극복하고, 폐암도 회복되어 7개월 정도 요양하다가 작은 산골마을로 이사해서 지금까지 건강하게 살고 있다.

자생력으로 순수적혈구무형성 빈혈 완치한 50대 부인

　순수적혈구무형성 빈혈이라는 희귀병을 안고 요양원 문을 들어선 50대 초반의 부인이었다. 어릴 적부터 병약한 체질이라 자라면서 좋다는 보약은 찾아서 많이 먹고, 좋다는 건강식품은 안 먹어 본 게 없을 정도라고 했다.

　운동도 열심히 해서 그날도 친구들과 함께 등산하는 중에 갑자기 앞이 아득해지며 호흡이 가빠져서 급히 병원으로 달려갔다고 했다. 진찰 결과 순수무형성 빈혈 진단을 받았다고 했다.

　이 병은 스스로 피를 만들 수 없어 20일에 한 번은 수혈을 받으면서 연명해야 하는데, 의사는 골수이식을 받지 않으면 1~2년 정도밖에 더 살지 못한다고 했다. 그래서 힘겨운 병원치료를 받으면서 연명하기보다는 1년을 살더라도 자연 속에서 자유롭게 살다 죽겠다는 심정으로 우리 요양원을 찾아온 것이었다.

　환자는 항상 피가 모자라는 상태였기 때문에 걸음걸이도 땅이 꺼질까 살금살금 걷고, 말도 들릴락 말락 조용조용하게 했다. 남들이 등산을 가거나 야외운동을 나갈 때도 부인은 혼자 요양원에 틀어박혀 주변 정리를 하면서 시간을 보냈다.

　병명도 생소한 진단을 받고 경황이 없는 중에도 왠지 공기 좋은 시골에 가서 쉬면 살 수 있을 것 같은 마음이 들어서 친구에게 이야기했더니 우리 요양원을 소개해 주더라는 것이었다.

얼마 지나지 않아서부터 자기가 복이 많아 이곳에 오게 되었다는 말을 하기 시작했다. 몸이 좋아지고 있다면서 자기 집처럼 편안한 마음으로 생활했다. 늘 피가 부족한 상태이기 때문에 아무리 추운 날씨라도 방문을 활짝 열어놓지 않으면 숨이 가빠 힘들어 했다.

부인이 항상 주변 사람들을 배려하고 위해 주는 마음씨를 보였기 때문에 모두들 부인을 보고 있으면 저절로 마음이 푸근해지고 행복감이 들었다. 부인은 마지막을 각오하고 사는 사람이라 그런지 매사를 초연하게 바라보고, 누구에게나 편하게 대해 주었다. 다른 환자들 모두 부인을 좋아했다.

한 달, 두 달 시간이 지나면서 수혈을 받으러 가는 기간이 30일, 40일, 조금씩 길어지더니 일 년쯤 지나고는 어린 조혈모세포가 생기기 시작했다는 반가운 소식을 듣게 되었다.

부인은 4년 동안 이곳에서 요양생활을 했는데 결국 남의 피를 수혈 받지 않아도 될 정도로 회복이 되었다. 부인은 그 뒤 집으로 돌아가서 지금까지 정상적인 건강인으로 살아가고 있다.

부인은 아무런 치료방법도 병행하지 않고 오직 잘 먹고, 잘 자고, 잘 누고, 즐겁게 요양생활을 했을 뿐인데 희귀병으로부터 자유로워진 것이다. 남다른 게 있다면 마음가짐을 즐겁게 가진 것이었다. 자신이 처한 상태를 겸허히 받아들이고 주어진 환경에서 최선을 다할 때 우리 인체는 쉼을 누리게 되고, 그 쉼을 통해 에너지가 재충전되어 자생력이 회복되는 것이다.

부인은 우리 인체가 가지고 있는 자생력이라는 것이 조건만 맞으면 현대의학을 능가하는 힘을 발휘할 수 있다는 것을 보여준 좋은 예이다. 요양생활을 하는 중에도 부인은 함께 생활하는 환우들에게 헌신적으로 봉사하면서 그들에게 희망과 용기를 심어 주려고 애썼다. 주변을 밝은 분위기로 만들어 나가는 그 모습이 너무도 아름다워 나는 만나는 사람들마다 붙잡고 부인 칭찬을 했다. 부인은 주위의 모든 이들로부터 칭찬받는 생활을 한 덕분에 결국 자신이 앓고 있는 병과의 싸움에서 이긴 것이다.

어느 날 저녁 먹고 산책을 하는데 옆에 조용히 오더니 내 손에 흰 봉투 하나를 쥐어 주는데 제법 두툼한 것이었다. 열어 보니 제법 많은 액수의 돈이 들어 있었다. "이 돈을 왜 내게 주느냐?"고 물었더니 이렇게 대답하는 것이었다. "빌려 주었다가 못 받게 되어 포기했던 돈인데 다시 받게 되었어요. 안 받은 셈치고 좋은 일에 쓰고 싶어요. 원장님이 알아서 좋은 일에 쓰세요."

"그래 고마워요. 마침 캄보디아에서 고아원을 하는 분이 있는데 그곳에서는 우리 돈 만원이면 여러 날 먹을 수 있는 빵을 살 수가 있다고 해요. 이 돈이면 수백 명의 배고픔을 채워 줄 수가 있겠네요."

내 말을 듣고 부인은 너무 좋아했다. 나는 그 돈을 모두 고아원 원장에게 전해 주었다. 이런 마음씨를 가지고 있으니 이 사람이 요양하는 동안은 내게도 심적으로 많은 도움이 되었고, 함께 생활하는 환우들에게도 마찬가지로 큰 힘이 되어 주었다.

쾌활한 성격으로 자궁암을 이긴 60대 부인

60대 중반의 부인이었는데 생리 끝난 지 10년 지나서 생리 비슷한 혈이 가끔 보여 산부인과에서 진찰을 받았더니 자궁암 진단이 났다고 했다.

수술 받으려고 입원해 병원 침대에 누워서 곰곰이 생각해 보니 수술비 때문에 고생할 자식들 때문에 도저히 수술을 받을 수가 없더라는 것이었다. 그래서 수술을 포기하고 요양원으로 왔다고 했다. 1997년 당시에는 자궁암 환자의 수술비는 약 3백만 원 정도의 자기 부담이 있었다.

그런데 함께 온 이 분의 딸이 나를 보더니 반색을 하면서 꿈에서 내 얼굴을 봤는데 내가 자기 어머니는 꼭 나을 수 있다고 말하더라는 것이었다. 그 말을 들은 환자는 마치 다 낫기라도 한 것처럼 좋아하면서 열심히 요양생활을 시작했다. 부인은 성격도 밝고 쾌활해서 함께 생활하는 환자들과 잘 어울리고, 오후만 되면 요양원을 노래교실로 만들어서 모두를 즐겁게 했다.

유행가라고는 한 곡도 부르지 못하는 내게 〈소양강 처녀〉를 비롯하여 유행가 여러 곡을 가르쳐 주었고, 내가 이 부인한테서 노래 배우는 시간에는 요양원 전체가 웃음바다가 되었다.

부인은 건강법칙을 충실히 지키며 열심히 생활하고, 틈틈이 나물을 캐다가 요양원 밥상에 올리기도 하고, 자기보다 더 힘들어하는 환자가 있으면 가서 수발도 들어 주었다. 그렇게 지내다 보니 어느

순간에서부터인가 하혈이 서서히 멈추고 체중도 조금씩 늘기 시작
했다.

　일 년쯤 요양생활을 마치고 병원에 가서 진찰을 받아 보았더니 의
사가 암이 보이지 않는다며 도대체 어떤 치료를 받았느냐고 묻더라
고 했다. 부인은 요양원에 가 있었다고 대답하면 의사가 언짢아 할
것 같아서 그냥 시골에 내려가 지냈노라고 했다는 것이었다. 그렇게
해서 부인은 아주 상쾌한 기분으로 요양원 식구들과 작별인사를 나
누고 집으로 돌아갔다.

삶의 의욕으로 유방암을 완치한 50대 부인

50대 중반의 부인이었는데 유방에서 피고름 비슷한 게 나오고, 멍울도 평소와 다르게 까칠하게 느껴지는 게 있어서 병원에 가서 진찰을 받았더니 유방암 3기 판정이 나왔다는 것이다.

유방 절제는 물론 겨드랑이 쪽 임파선도 여러 개 절단해야 하는 상태였다. 얼마나 충격을 받았던지 그 말을 듣는 순간부터 의사가 하는 그 다음 말은 하나도 들리지가 않더라고 했다. 유방을 잃게 된다는 것은 여자의 모든 것을 잃는 것이라는 생각에 죽어 버릴까 하는 생각도 여러 차례 했다고 했다.

더구나 수술 후 항암치료를 받게 되면 그 과정에 머리카락이 다 빠지는 모습을 상상하고는 도저히 그 과정을 극복할 자신이 없었다. 그런 초라하고 비참한 모습을 남들에게 보이면서 구차하게 사느니 차라리 죽어 버리는 게 낫다는 생각을 떨쳐 버릴 수 없더라는 것이다.

수술 받고 항암치료를 시작하자 그렇게 두려워하던 자신의 모습이 생각했던 그대로 나타났다. 하지만 그 모습을 보고도 이상하게 죽고 싶은 마음은 간 데 없고, 어떻게 해서든 살아야겠다는 욕망이 점점 더 강해지더라는 것이었다. 부인은 웃으면서 당시 이야기를 했다. 요양원에 오던 날 부인은 항암치료 때문에 머리카락이 다 빠져서 두건을 쓰고 왔다.

요양원에 와서 조금 지나면서부터 부인은 회복될 수 있다는 자신감을 갖기 시작했다. 워낙 자유분방한 성격이라 머리두건을 벗고 일광욕을 즐기기도 하면서 다른 사람들을 의식하지 않고 자유롭게 생활했다.

요양원과 집을 오가면서 항암치료도 계속했는데, 아직은 젊은 나이라서 항암치료를 계획대로 12차까지 잘 마쳤다. 그렇게 2년여 동안 집과 요양원 생활을 번갈아 하면서 건강은 눈에 띄게 나아졌다.

머리숱도 예전보다 한결 더 많이 자랐는데, 얼마 되지 않은 머리칼로 온갖 멋을 다 부리면서 좋아했다. 부인은 거의 회복되고 나서부터는 요양원 가까이에 전원주택을 마련하여 우리 요양원을 왕래하며 지금도 건강하게 잘 지내고 있다.

밝은 성품으로 간암을 이겨낸 60대 여성

5년 전 6년 째 간암 투병 중에 우리 요양원으로 온 69세의 여성 환자였다. 간이식 외에는 다른 방법이 없다는 진단을 받고 기다리는 중이었는데, 드디어 간이식 수술을 받을 수 있는 차례가 되었다는 통보를 받고는 고민 끝에 그 기회를 다른 사람에게 양보하고 요양원 행을 택한 사람이다.

환자의 남편은 교직에서 은퇴한 사람이라 부인과 함께 요양원으로 들어와 생활하면서 헌신적으로 아내를 간병했다. 처음에는 한두 달 있어 보겠다고 왔는데 일 년, 이 년 지나다 보니 만 삼 년을 이곳에서 요양했고, 결국은 암세포가 흔적도 없이 사라진 상태에서 집으로 돌아갔다.

노부부의 다정한 모습은 요양원에 있는 모든 사람을 감동시킬 정도였다. 해롭다는 것은 절대로 하지 않고, 좋다는 것은 성실히 행하는 투병자세는 모두가 본받을 만했다.

간이 나쁜 사람은 저녁을 가볍게 먹거나 굶는 것이 도움이 된다고 했더니 약 6개월 동안 저녁을 안 먹고 하루 2식만 했고, 그 후로도 저녁은 과일만 먹었다. 간은 쉬게 해 주면 회복이 잘 되는 장기이다. 간이 나쁜 사람은 영양흡수를 잘 못하기 때문에 늘 허전하고 공복감을 느끼게 되어 무엇이든 자꾸 먹으려 든다. 이때 자제하지 못하고 많이 먹으면 회복하기가 어렵다.

균형 있는 영양식을 하면서 식사시간을 30분 이상 충분히 가지고 꼭꼭 씹어서 먹어야 한다. 간식은 피하고, 그 대신 물을 마시며 저녁을 가볍게 먹거나 아예 먹지 않으면 간은 충분히 쉬면서 회복되는 예를 자주 보았다.

그 환자 외에도 간이 나쁜 환자들이 회복된 사례는 많다. 황달이나 복수, 흑달에 이르기까지 간암 말기 증상을 다 겪은 환자들이 이와 같은 방법으로 회복된 사례는 얼마든지 있다.

마음을 비우고 몸도 비워주면 간암은 얼마든지 회복되는 병이다. 고난과 아픔을 통해서 얻어지는 삶의 의미는 이전보다 더 소중하고 감사하다. 암이라는 고난이 평소에는 알지 못했던 자신을 다시 발견하고 빛나게 하는 도구가 된다면 더더욱 감사할 일이다.

그 환자는 특히 흙과 친하게 지냈다. 농사일에 재미를 붙이고 거의 매일 채소밭에서 풀 뽑고, 식물이 자라는 것을 보면서 기분 좋아하고, 자기가 키운 채소를 주위에 나눠주는 것을 즐거움으로 여기면서 생기 있게 생활했다.

환자는 나이가 들었지만 젊은 여성 못지않은 열의와 활동, 쾌활함으로 결국 건강을 되찾았다. 마음과 몸이 생기가 있으면 병은 저절로 물러나게 되어 있다는 걸 몸소 보여준 사례이다.

식이요법과 항암을 병행해 완치된
40대 난소암 환자

난소암은 다른 암에 비해 항암치료가 더 어렵고 고통도 심한 편이다. 40대 초반의 여성 환자였는데 항암치료를 일곱 번 하고 우리 요양원으로 찾아왔다.

항암치료의 고통이 너무 심해서 도저히 더 이상은 견딜 자신이 없다고 했다. 그래서 항암치료는 그만 하고 식이요법을 하기로 했다는 것이다.

이런 경우에는 나이가 젊고 암도 활성인 상태이기 때문에 체력만 뒷받침된다면 항암치료를 병행하는 것이 더 효과적이다. 나는 항암치료를 병행하는 게 좋겠다고 환자를 설득했다.

다행히 환자는 사리분별이 분명하면서도 밝고 긍정적인 성격을 갖고 있어서 요양원에서 시키는 건강법칙을 잘 지키면서 식이요법과 항암치료를 병행하기 시작했다. 모두 스물두 번의 항암치료가 예정되어 있었는데 열다섯 번쯤 했을 때는 마치 뼈가 녹아내리는 것 같은 고통이라며 도저히 더 이상은 못 견디겠다고 하소연했다.

나는 암 투병은 체력싸움이라고 믿기 때문에 체력에서 밀리면 이길 수 없다고 생각한다. 환자가 너무 힘들어 하기 때문에 나는 일단 잠시 쉬었다가 다시 해보자고 했다. 그래서 환자의 체력이 회복될 때까지 항암치료를 미루었다가 체력이 회복되면 다시 항암을 시작하는 식으로 해나가면서 예정된 대로 스물두 번을 다 마쳤다. 부인은 이후 암도 깨끗이 치유되고 건강도 회복되어 지금까지 여러 해째 건강하게 잘 지내고 있다.

이 여성의 경우는 요양생활을 하면서 체력관리를 잘해 항암치료에 성공한 좋은 예이다. 독한 항암치료를 이겨내려면 체력이 뒷받침되어야 하는데, 체력을 유지하려면 잘 먹고, 잘 누고, 잘 자고, 많이 웃고, 운동도 열심히 해야 한다.

그 환자는 요양원에 와서 정말 많이 웃고, 우리가 시키는 대로 열심히 따라했다. 그 힘든 항암치료를 하면서 어떻게 그렇게 밝게 웃을 수 있는지 모두가 놀라워했다. 천성이 밝은 탓도 있겠지만, 웃으면 우리 몸에서 자생력이 강해지는 좋은 호르몬들이 나온다는 말을 듣고는 의식적으로 웃으려고 노력했던 것이다.

나중에 들은 말이지만 이 환자는 항암치료로 견디기 힘들 지경이 되면 억지로라도 더 웃으려고 애를 썼다고 했다. 억지웃음도 치료에 효과가 있다는 사실을 나는 이 환자를 통해 확인할 수 있었다.

우리 요양원은 정말 중환자들이 모인 곳이다. 하지만 이곳에서 어둡고 그늘진 구석은 찾아보기 힘들다. 환우들 모두 마치 무슨 계모임 하는 사람들처럼 밝게 웃고 떠들면서 즐겁게 생활하는 곳이 바로 요양원이다.

요양원에는 노래방 기계까지 마련되어 있는데, 환자들이 함께 노래를 부르며 노는 모습은 보기에도 너무 재미있다. 나는 환자들에게 수시로 이렇게 말한다. "암은 한을 풀지 못하고 응어리지고 쌓여서 생기는 병입니다. 그러니 마음껏 소리 지르고 노래하다 보면 암은 저절로 낫게 됩니다."

우스갯소리로 이런 말도 한다. "입에 침이 마르지 않게 수다 떨고 다니는 동내 반장 아줌마 중에 암 걸렸다는 소문 들어본 일 있어요? 남의 말이든 자기 말이든 속에 담아두지 않고 말 많이 하는 사람들은 절대로 암에 잘 걸리지 않아요."

난소암에 걸린 이 부인은 원래 성격이 꼬장꼬장하고 경우 바른 말만 하는 사람이었다. 부인은 내가 하는 말에 공감하고 성격을 바꾸려고 스스로 많은 노력을 했고, 그래서 일부러라도 그렇게 많이 웃고 다녔던 것이다. 그러다 보니 정말로 암이 나았고, 지금은 건강하고 행복하게 살고 있다.

암이라는 큰 병은 사람을 더 큰 사람으로 만들어 주는 좋은 면도 있다고 나는 생각한다. 꽉 채워진 잔처럼 작은 틈도 보여주지 않고 완벽하게 살려고 하는 사람도 암이라는 강적을 만나면 겸손하고 너그러운 사람으로 다시 태어나게 된다는 사실을 나는 환자들을 통해 자주 확인하게 된다.

죽음과 맞닥뜨려 보지 않고서는 진정한 삶의 가치를 깨닫기 어렵다. 사소한 문제를 극복하지 못해서 스스로 삶을 포기하는 사람이 있는가 하면, 암이라는 무서운 병에 걸리고서도 자신의 소중한 삶의 가치는 세상 그 무엇과도 바꿀 수 없다고 생각하는 긍정적인 사람도 있다.

암을 경험한 사람들이 생각하는 삶의 가치는 세상의 그 어떤 것과도 바꿀 수 없는 소중한 것이다. 그래서 암을 이기기 위해 도저히 바꿀 수 없을 것 같던 성격도 바뀌게 되는 것이다.

고난은 지금까지 몰랐던 나 자신을 스스로 드러내 보여준다.

사람을 윤택하게 하는 것은 바로 정신적인 풍요로움이라고 나는 생각한다. '돈 많은 거지가 있는가 하면, 돈 없는 부자도 있다.'는 말이 있다. 투병에서 성공하는 사람들이 가진 공통적인 특징은 대부분 마음의 여유가 있고, 상황논리에 휘둘리지 않으며, 새로운 삶의 의미를 발견한 사람들이라는 점이다.

이런 사람은 극복하기 힘들 것 같은 어려움을 만나고서도 끝까지 희망을 잃지 않고 최선을 다한다. 그러면서도 위기의 순간에는 마음을 비우고 초연한 태도로 의연하게 대처한다. 악착같이 살아야겠다는 욕망과 집착에 사로잡히는 모습을 보이지 않는 것이다.

투병에 성공하고 실패하는 과정은 종이 한 장 차이밖에 나지 않는다. 하지만 그 결과는 우리를 삶과 죽음으로 갈라놓을 만큼 크게 달라진다.

2 암 투병에 실패한 안타까운 이야기들

　자연식이요법 요양원을 운영하면서 나는 안타깝게도 투병생활에 성공하는 사람보다 실패하는 경우를 더 많이 보았다. 그 가운데는 회복이 가능해 보였던 사람이 실패로 끝나 안타까움을 더한 경우도 적지 않다.

　암을 치료하는 방법으로는 병의 진행 정도에 따라 수술요법, 항암요법, 방사선요법 등 다양한 치료법이 시행되고 있다. 암의 성질이 다양한 만큼 그에 따르는 결과도 다양하게 나타난다.

　병원치료와 요양생활을 통해 생활방식을 바꾸고 식생활을 개선해 암이 호전되고, 조만간 완치될 것처럼 보이던 환자들이 자연수명을 다 누리지 못하고 세상을 떠나는 경우가 많다. 완치된 것처럼 보이던 환자가 5년이나 7년이 지나, 때로는 10년이 넘어서 재발되어 요양원으로 다시 찾아오는 경우도 물론 있다.

병을 생기게 한 환경적인 요인들이 그대로 남아 있는 예전의 생활 방식으로 되돌아가니까 병이 다시 재발하게 되는 것이다. 사업을 했건 직장생활을 했건 자신이 하던 일 속에도 분명히 암이 올 수 있는 요인이 있을 것이다. 그렇기 때문에 예전에 하던 일을 그만 두지 않으면 암이 재발할 가능성은 높아진다.

식중독을 일으킬 수 있는 음식을 함께 먹은 사람들 중에서도 어떤 사람은 식중독에 걸리고, 또 어떤 사람은 걸리지 않는 것처럼 같은 일이라고 할지라도 사람에 따라서 받는 스트레스 강도가 다르다. 그렇기 때문에 일단 환자가 되고 나면 하던 일은 그만두어야 한다.

또한 환자만 잘 치료받으면 회복될 수 있는 병도 많지만, 암이라는 특수한 질병은 가족 모두가 함께 노력해야만 완치가 가능하다. 식생활은 가족 공동체가 함께 누리는 인생의 기본적인 즐거움이기 때문에 아무리 심각한 병에 걸렸다 해도 환자만 따로 챙겨주는 나홀로 밥상은 곤란하다. 요양원에서 몸이 회복되어 집으로 돌아간 사람들이 가장 많이 이야기하는 어려운 점 가운데 하나가 바로 식생활 문제이다.

교통사고를 당해 치료받던 중에 암이 발견되는 경우를 포함해 우연하게 암이 발견되는 경우가 종종 있다. 스스로 알지 못하는 가운데 이미 암 환자가 된 경우가 많다는 것이다. 정상인이라고 믿고 있는 사람들도 대부분 약간의 암세포는 가지고 있다. 이것이 어떤 계기로 인하여 저절로 없어져 건강하게 살아가기도 하고, 활성화 되어 암 환자가 되기도 하는 것이다. 따라서 가족 중에 암 환자가 생기면 다른 가족도 그 만큼 암 발병 위험이 높다는 말이 된다. 이런 점을 염두에 두고 그런 기회에 가족 모두가 식생활을 개선하면 가정 전체에 하나의 축복이 되는 셈이다. 그렇지 않고 환자 밥상을 따로 차리게 되면 환자도 오래 가지 못하고 예전의 식생활로 되돌아가기 쉽다.

요양원을 찾아오는 환자들 중에는 환경적인 요인을 전혀 모른 채 그저 병원치료를 열심히 받고 병이 다 나았다고 하니까 안심하고 있다가 한참 뒤에 재발되고 나서야 뒤늦게 후회하는 경우가 종종 있다. 암이라는 질병은 이제 우리 생활에 너무 깊숙이 들어와서 원인을 찾아낸다는 자체가 어려운 일이기도 하다.

하지만 암이라는 결과가 나타났기 때문에 그 결과를 낳은 원인이 분명히 있을 것이고, 그 원인을 없애면 암도 없어진다. 우리 모두가 암을 유발하는 환경에 놓여 있고, 그런 환경을 바꾸는 것 또한 쉽지 않을 것이다. 하지만 죽고 사는 문제가 걸려 있기 때문에 환자가 된 이상 사력을 다해 환경을 바꾸고, 그 환경에서 벗어나도록 노력해야 한다.

암 환자 앞에는 투병에 성공해서 살아나든지 투병에 실패해서 죽든지 두 길만 있는 것이 아니다. 살아날 수 있고, 죽을 수도 있는 가운데 길도 있다는 사실을 알아야 한다. 어찌 보면 대부분의 암 환자들이 이 중간 길에 서 있다고 볼 수도 있다. 암은 참 무서우면서도 신기한 병이다.

현대과학이 개발한 의료기기들과 통계적인 수치에 의해서 치료불능 또는 여명이 불과 한두 달, 심지어 며칠밖에 남지 않았다는 판정을 받은 암 환자들이 기적처럼 살아나는 경우가 더러 있다. 지금은 그저 신기한 일로 치부되고 있지만 언젠가는 이런 일이 과학적으로 설명되는 날이 올 것이라고 나는 믿는다. 그렇게 되면 아무리 위중한 암에 걸린다 해도 미리 포기하는 일은 없을 것이다.

지금 자신이 중간지점에 서 있다고 생각되면 과감하게 예전의 환경에서 벗어나는 게 좋다. 암 환자의 생활개선은 궤도수정이 아니라 완전히 반대 방향으로 가는 것이다.

투병에서 실패하는 사람들 중에는 불가항력적인 경우도 있지만 이러한 시행착오 때문에 실패하는 경우도 많다. 다음은 여러 가지 이유로 투병에 실패한 안타까운 이야기들이다.

자생력을 못 믿어 실패한 췌장암 환자

부산에서 무역업을 하는 남성 환자였는데 소화가 잘 안 되고 식욕도 없어지면서 체중이 조금씩 빠져서 병원에 갔더니 췌장암 판정을 받았다고 했다. 그리고 여명이 한두 달밖에 남지 않았다는 의사의 말을 듣게 되었다.

심하게 아픈 적도 없이 손쓸 수 없는 췌장암 말기 판정을 받게 되자 그는 너무도 참담하고 억울해서 처음에는 눈물도 나오지 않더라고 했다.

병원에서 치료방법이 없다는 말을 듣고는 살아날 방법을 찾아 백방으로 수소문하던 끝에 우리 요양원 이야기를 듣게 되었다고 했다. 그런데 남은 시간이 한두 달밖에 안 된다는 말을 듣고 이곳으로 왔는데, 그 시간이 지나도 죽기는커녕 몸이 더 좋아지니까 새로운 희망이 생기기 시작했다. 마음을 비우고 열심히 남을 돌보는 생활을 하면서 하루하루를 살았다. 덤으로 사는 심정으로 지내다 보니 매시간이 즐겁고 보람 있었다.

하지만 의사가 한 말이 뇌리에 박혀 있었기 때문에 몸이 좋아지고 있다는 사실을 온전히 믿을 수는 없었다. 그저 운 좋게 하루하루 연명하는 것이라는 생각이 떠나질 않는 것이었다. 언제 죽을지 모른다는 불안감이 늘 가슴 한쪽을 짓누르고 있었다.

여명이 얼마 남지 않았다는 의사의 말을 듣지 않았더라면 그렇게 불안해하지는 않았을 것이다. 그는 그렇게 2년 정도를 우리 요양원에서 잘 지낸 다음 집으로 돌아갔다. (실제로는 암이 없어진 것이 아니라 활성이 떨어져서 휴면상태에 들어간 경우가 대부분이다.)

몸이 좋아져서 집에 가 있는 동안 그는 채식으로 암을 낮게 할 수는 없다는 생각 때문에 다른 방법을 찾아서 헤매기 시작했다. 약 1년 반 정도는 중국에까지 가서 진찰 받고 약도 사와서 복용했다. 민간요법도 이것저것 했는데 복어를 통째로 삶아 먹기도 했다고 한다. 하지만 상태는 다시 나빠지기 시작했다.

집에 있는 동안에도 가끔 내게 자신의 상태가 어떤지 봐 달라고 해서 내가 가끔 부산까지 찾아가곤 했다. 그는 결국 회복하지 못하고 세상을 떠났다. 나는 그가 세상을 떠나기 직전까지 지켜보았고 지금도 가끔 그 사람 생각이 난다.

만약 그가 대학을 나온 엘리트가 아니고, 돈도 많지 않고 단순한 생각을 하는 사람이었다면 결과는 달라졌을지 모른다. 요양원에 와서 몸이 좋아졌으니 그대로 머물러 있지 다른 치료방법을 이리저리 찾아 헤매지 않았을지 모른다는 말이다. 두고두고 아쉬움이 남는 환자이다.

요양원에 들어온 초기에 환자의 상태가 좋아지는 것은 음식이 육식에서 채식으로 바뀌면서 장내에서 활동하는 세균이 바뀌고, 섬유질이 많은 음식을 먹는 덕분이다. 섭취하는 음식이 바뀌면서 숙변이 빠지고, 장내 환경이 깨끗해지면서 독소가 빠지고, 피가 맑아져서 산소 공급이 잘되고, 그에 따라 자생력이 강해지는 덕분이다.

탁한 피와 산소 부족에 익숙해져서 활성이 되어 있던 암세포가 새로운 환경에 적응력을 잃고 활성이 떨어지게 된다. 암세포가 활성을 잃으면서 환자는 생기를 찾게 되는 것이다. 이런 환경을 지속시켜 주면서 계속 생기 있게 생활하면 암세포는 결국 견디지 못하고 사멸하게 된다. 이것이 바로 자연치유의 핵심 원리이다.

그런데 좋아지던 사람이 주춤거리다가 다시 나빠지게 되는 것은 마음을 완전히 비우지 못하고, 지금 하고 있는 치료방법을 온전히 신뢰하지 못하기 때문이다. 그래서 마음 한구석에 늘 불안감이 자리하고 있고, 긴장상태에 있기 때문에 아드레날린 계통의 호르몬이 지속적으로 분비되어 면역력을 떨어뜨린다. 그 때문에 암이 다시 고개를 들 기회를 주게 되는 것이다.

암은 영리한 세포라서 환경이 자신에게 불리하면 얼른 숨어 버리고, 조금만 유리해지면 금방 적응력을 길러서 다시 고개를 들고 설치게 된다.

암은 산성식품인 육식과 지방질을 좋아하지만, 알칼리성 식품에도 적응력을 길러서 생존해 나간다. 처음에 암이 불리한 환경이 조성되어 숨을 때 더 강도 높게 균형 있는 영양을 공급해서 우리 몸의 자생력을 키워주면 영영 다시 나타나지 못한다. 그러다 때가 되면 모두 죽어 버리게 된다. 하지만 섣불리 건드리면 없어지지 않고 집요하게 끝까지 덤벼드는 게 바로 암의 특성이다.

무리한 운동이 화를 부른 간암 환자

58세의 이 환자는 운동을 맹신한 나머지 자기 체력의 한계를 무시하고 너무 무리하여 에너지를 다 써버리고 기진맥진 하게 된 경우였다. 처음 요양원에 왔을 때 간암 말기였는데, 즙 단식과 과일식을 병행하면서 좋아지더니 1년 정도 지나자 거의 완전 회복되다시피 하여 집으로 돌아갔다. 그런데 6개월쯤 지난 시점에 폐에서 오백 원짜리 동전만한 암이 발견되어 다시 요양원으로 왔다.

이번에도 요양생활 1년 만에 다시 경과가 좋아져서 거의 정상에 가깝게 되었다. 환자는 거의 매일 등산을 다니기 시작했는데, 아침밥을 먹고 나면 점심 도시락을 싸달라고 해서는 9시쯤 요양원을 나선 다음 오후 다섯 시가 지나서 요양원으로 돌아왔다.

그동안 투병생활하면서 나름대로 운동이 좋다는 것을 알게 되었고, 자신이 회복된 것도 운동 덕분이라고 굳게 믿었기 때문이다. 좀 더 열심히 운동해서 하루 빨리 정상인의 생활로 돌아가고 싶은 열망이 너무도 강했다. 그런데 하루 종일 거의 산에서 보낸 세월이 6개월 쯤 되던 어느 날부터 시름시름했고 병원에서 검사를 받아보니 간이 다시 나빠졌다는 것이었다.

이처럼 투병생활을 하다 보면 자기 나름의 신념이 생기고, 어떠한 것에 집착하게 되어 균형감각을 잃어버리는 경우가 종종 있다. 성격도 좋아서 모든 요양원 식구들이 좋아하던 사람이었는데 무리한 운동이 화를 불러 실패한 경우였다.

간암의 덫에 걸려 허망하게 쓰러진 40대 남성

대기업에 다니던 이 환자는 발병하기 1년 전 회사에서 미국으로 연수를 보냈고, 미국에서 생활하던 중에 심한 복통이 생겨 병원에 갔다가 간암 진단을 받았다. 급히 귀국해서 국내 병원에 갔더니 급성간암 말기라 치료방법이 없다는 말을 들었고, 그래서 우리 요양원으로 오게 된 것이었다.

암 진단을 받고 나서 요양원으로 오기까지 불과 한 달밖에 지나지 않았는데 임신 8~9개월 정도 돼 보일 정도로 배가 불러 있었다. 배가 부른 것이 복수가 아니라 전부 딱딱한 암 덩어리 때문이었다.

"어찌 이 지경이 되도록 그냥 있었느냐."고 하니까 처음에는 복통이 있고 배가 더부룩한 정도였는데, 병원에서 암 판정을 받고 나서부터 급속도로 배가 불러 오면서 암이 커지더라는 것이었다.

환자는 요양생활을 최선을 다해서 열심히 했는데도 몸 상태가 워낙 좋지 않다 보니 그것도 뜻대로 안 되었다. 그래도 환자는 담담히 현실을 받아들이는 태도를 보였다.

40대 중반의 엘리트 남성이 암이라는 덫에 걸려서 힘없이 무너져 가는 모습을 지켜보려니 내 마음도 너무 아팠다. 그러니 사랑하는 가족들의 마음이야 어찌 말로 표현할 수가 있을까? 본인 앞에서는 내색도 못하고 숨 죽여 울던 그의 아내와 여동생을 생각하면 지금도 마음이 아프다.

나는 이별할 준비가 전혀 되지 않은 상태에서 환자를 떠나보낼 수는 없다는 마음에서 환자에게 부활의 소망을 들려주었다. 지금 이 순간 가족과의 헤어짐이 영원한 이별이 아니라 언젠가 때가 되면 다시 만날 수 있는 길도 있다는 말에 그는 크게 관심을 보이면서 신앙을 받아들이려는 자세를 보였다.

환자는 마치 마른 스펀지가 물을 빨아들이듯이 기독교 교리에 흠뻑 빠져들었다. 그러면서 심한 통증도 잊고 편안한 표정을 짓기 시작했다. 그런 모습을 지켜보면서 그의 아내 눈에서도 쉴 새 없이 흘러내리던 눈물이 어느 순간에서부턴가 사라졌다.

떠날 날이 가까웠다는 것을 감지하고서는 살아 있는 하루하루가 너무도 감사하고 행복하다고 말하던 환자의 모습을 아직도 잊을 수가 없다. 환자는 어느 날 새벽 구급차에 실려서 요양원을 떠났고, 병원에 도착한 지 네 시간 만에 세상을 떠났다.

환자는 마지막까지 편안하고 평화로운 마음으로 지내다가 우리 곁을 조용히 떠나갔다. 비록 길지 않은 시간 동안 우리 곁에 머물다 떠나간 사람이지만 늘 마음속에 남아 있고, 때때로 그가 했던 말들이 생각나면서 보고 싶어진다.

"원장님, 내가 암에 걸린 것이 어찌 생각하면 다행이다 싶기도 합니다. 내 명이 이게 다라면 교통사고나 불의의 사고를 당해서 갑자기 죽을 수도 있지 않겠습니까. 죽음에 대해 준비할 수 있는 시간을 갖게 된 게 정말 다행이다 싶습니다."

정말 최선을 다 했지만 안 되는 경우도 종종 있다. 그러나 최선을 다하는 그 과정은 사람마다 다르다. 투병에 성공하든지 실패하든지 관계없이 그 과정은 아름다워야 한다고 생각한다. 그 절박한 과정이 어떻게 아름다울 수 있는가 하고 반문할지 모르지만 나는 얼마든지 아름다울 수 있다고 믿는다.

'새는 죽을 때 가장 슬피 울고, 사람은 죽음 앞에서 가장 진실하다.'는 말처럼 내가 가장 나다워질 수 있는 순간이 바로 죽음 앞에 서 있는 이 순간이 아니겠는가? 사람의 진실한 모습보다 더 아름다운 것이 세상에 또 있을까? 우주보다 더 큰 사람의 가치는 죽음도 훼손할 수 없다고 생각한다.

모두가 나을 수 있는 나름의 방법들을 선택하고 최선을 다하는 모습은 투병에 성공하는 사람이나 실패하는 사람이나 똑같이 아름답다. 그런데 왜 결과는 하늘과 땅 만큼이나 차이가 날까.

모든 일은 원칙적이고 상식적이어야 한다고 나는 믿는다. 암이라는 존재 자체가 원칙이 무시된 세포이기 때문에 원칙을 굳건히 갖고 상대하지 못하면 암을 잡을 수가 없다.

투병에 실패하는 사람과 성공하는 사람이 처음부터 정해져 있는 것이 아니다. 상식적으로 이해가 되고 원칙에 맞는 방식을 갖고 꾸준히 노력하면서 희망을 잃지 않고 기다리는 자세가 암을 이긴다. 상식에 맞지 않고, 요행을 바라고 성급하게 서두르는 자세로는 결코 암을 이길 수가 없다.

가족들에 대한 서운함으로 명을 재촉한 위암 환자

63세의 이 환자는 병원에서 회복되기 어렵다는 말을 듣고 거의 자포자기한 상태에서 요양원을 찾아왔다. 요양원에 와서 얼마 지나지 않아서부터 소화가 조금씩 되고 회복 기미를 보이기 시작했다. 그러면서 나을 수 있다는 희망이 차츰 생기기 시작했고, 그에 따라 환자의 투병의지도 조금씩 강해졌다.

환자가 요양원 생활에 막 재미를 붙여 갈 즈음 어느 날, 아침식사 후에 집에서 걸려온 전화를 받으면서 불같이 화를 내는 것이었다. 옆에서 들어보니 이런 말이 오갔다. "내가 아직 안 죽고 살아 있는데 벌써 죽은 사람 취급하고 너희들 맘대로 하느냐? 나 죽고 나면 몰라도 나 살아 있는 동안은 어림도 없다."

전화를 끊고 나서 집에 다녀와야겠다고 하기에 내가 붙잡고 차근차근 물어 보니까, 어디에서 몇 천 만원 목돈 나올 일이 있어서 그 돈을 조카가 운영하는 새마을금고에 예치하도록 일러두고 왔는데, 부인이 아들 말만 듣고 은행에 예치시켰다는 것이었다.

마을금고보다는 은행이 안전하기 때문에 그렇게 한 거 아니겠느냐며 화를 풀고 몸 빨리 회복되는 일에나 전념하라고 타일렀다. 하지만 환자는 막무가내로 뿌리치고 결국 집으로 갔다. 며칠 만에 다시 돌아왔는데 보니 처음 요양원에 들어올 때와 비슷한 상태로 지쳐 있었다. 가족에 대한 섭섭함을 끝내 못 풀고 왔는지 시종 시무룩하게 지내면서 잃어버린 입맛을 회복 못하고 통증에 시달렸다.

그러다 병원으로 실려 갔는데 얼마 지나지 않아 운명했다는 소식을 전해 들었다. 환자의 회복을 원하지 않는 가족이 어디 있겠는가. 가족들은 마을금고보다는 은행이 더 안전하다고 생각했기 때문에 환자의 뜻을 따르지 않았을 것이다. 하지만 환자는 그 일로 병든 자신의 존재가치가 무시당했다는 생각을 했고, 그 일이 건강에 악영향을 미쳤다.

건강할 때는 남편 말을 따르지 않고 자기들 판단대로 해도 좋겠지만, 병이 나고 나면 심신이 모두 약해진다는 점을 가족들이 좀 더 배려했더라면 하는 아쉬움이 남는다.

지나친 새 출발 의욕에 쓰러진 60대 위암 환자

65세의 위암환자였는데 쉬는 날 처가에 다니러 가다 교통사고로 부인이 사망했다고 했다. 사고 당시의 위기상황에서 핸들을 왼쪽으로 꺾어 조수석에 앉아 있던 부인이 죽게 되었다고 했다.

환자는 자신이 살겠다고 부인을 죽게 했다는 자책감에 여러 해 동안 심한 우울증에 시달렸다. 그러던 중에 한 여성을 만나 우울증에서 차츰 벗어나게 되었고, 그 여성과 함께 새로운 인생을 시작하려는 의욕을 키우는 즈음에 위암 선고를 받게 되었던 것이다. 참으로 안타까운 사연이었다.

먹는 것이라고는 토마토즙 반 컵 정도가 전부였는데, 다행히 차도가 있어 점점 좋아지기 시작하여 3개월 쯤 되었을 때는 거의 정상적인 식사를 할 수 있게 되었다.

환자는 좀 더 요양이 필요한 상태였지만 그 부인과의 새 출발을 빨리 하고 싶은 마음에 3개월 만에 서둘러 집으로 돌아갔다. 회복 속도가 빠르긴 했지만 요양원 생활을 좀 더 했으면 하는 아쉬움이 컸다.

요양원에서 나가고 나서도 늘 걱정이 되어 수시로 안부를 물어 보았다. 그런데 체력을 빨리 회복하려고 고기를 열심히 먹고 있다는 말을 하는 게 아닌가. 큰 일 난다며 말렸지만 소용이 없었다.

이 환자는 행복한 제2의 출발에 너무 매달리다 투병에 실패하고 삶을 일찍 마감하게 된 경우였다.

생활고에 무너진 위암환자

이 환자는 40세에 위 절제수술을 받고 항암치료를 한 번 하고 요양원에 들어왔다. 환자는 요양생활과 병원치료를 병행하면서 놀라운 속도로 회복되어 1년이 지날 무렵에는 몸이 많이 회복되었다. 하지만 경제적인 어려움도 있고 하여 요양원 생활을 계속하기 힘들다며 집으로 돌아가려고 했다.

직업이 트럭기사였는데 미혼이라서 돌봐 줄 가족도 없고, 집으로 돌아가면 식당 밥을 먹어야 하는 처지였다. 그런 생활 자체가 암이 재발할 가능성이 너무 높다고 생각되어서 나는 요양비를 받지 않고 적금도 조금씩 넣어 주면서 요양생활을 계속하게 했다.

그로부터 다시 1년 남짓 지나자 환자의 몸은 거의 정상인에 가깝게 되었다. 그래서 그는 요양원에서 출퇴근 하는 조건으로 트럭운전 일을 다시 시작하게 되었다. 그런데 처음 6개월 동안은 도시락을 싸가지고 다니며 열심히 투병생활을 했으나, 시간이 지나면서 점점 생활방식이 흐트러지더니 어느 때부터인가는 거의 병나기 이전의 생활로 되돌아가고 말았다.

그리고 얼마 지나지 않아서 암이 재발할 조짐이 보이기 시작했고, 다시 1년여 힘겨운 투병생활을 하다가 결국은 3년 만에 숨을 거두고 말았다.

이 환자의 경우는 일차적으로 생활고가 문제였다. 하지만 환자가 의지만 확고했다면 다른 대안이 아주 없는 것도 아니었다. 굳이 예전에 하던 일을 다시 시작해서 암이 재발하는 악순환을 겪게 된 것은 '나만은 재발하지 않겠지.'라는 근거 없는 믿음 때문이라고 나는 생각한다.

의외로 많은 환자들이 암을 가볍게 보거나, 자신의 상태를 심각하게 받아들이지 않으려는 경향이 있다. 너무 심각하게 생각해서 제풀에 좌절하거나 쉽게 포기하는 것은 문제가 있는 태도이다. 하지만 자기는 다른 사람과 다르기 때문에 절대로 암이 재발하지 않으리라는 맹목적인 확신도 투병생활에 실패하는 주요한 원인 중 하나라는 점을 명심해야 한다.

현실을 받아들이지 못한 대장암 환자

56세의 대장암 환자였는데 사업가로 자수성가하여 경제적으로 탄탄한 기반을 갖추고 있고, 가정생활도 원만하고 좋은 환자였다. 병원에서 받은 진단은 암이 대장에서 시작되어 간으로 전이된 상태였고, 임파선으로도 퍼졌기 때문에 치료방법이 없다는 것이었다.

하지만 환자의 몸 상태는 진단결과가 믿기지 않을 만큼 좋았고, 본인도 실감을 못하는지 담담하게 요양생활을 해나갔다. 그렇게 6~7개월 지나서도 처음 요양원에 올 때 비해 별로 나빠진 게 없이 정상적인 생활을 하게 되자 환자는 아무래도 의사가 오진을 한 것 같다는 말을 하기 시작했다. 얼마 뒤부터는 급기야 자기는 암 환자가 아니라고 우기기 시작했다.

뿐만 아니라 처음 암 진단을 받고도 주변 사람들에게는 그 사실을 일체 알리지 못하게 했다. 그러다 암이 아니라는 확신을 갖기 시작한 뒤 얼마 뒤에는 하던 사업을 계속한다면서 가족들의 만류를 뿌리치고 집으로 돌아가고 말았다. 환자는 자신이 암에 걸렸다는 현실을 인정하지 않으려는 대표적인 케이스였다. 이런 환자들은 스스로 자신은 암 환자가 아니라고 최면을 걸듯이 해 누가 옆에서 암 환자라는 사실을 인식시키려 하면 화를 내고 현실을 회피하려고 한다.

물론 자신이 처한 현재의 상태를 바라보며 전전긍긍하는 것도 투병생활에 도움이 되지 않기는 하지만, 이런 유형의 환자들처럼 현실을 회피하는 것은 더 위험하다.

헛된 욕심에 무너진 50대 여성 폐암 환자

암 판정을 받고 1년 간 병원치료를 하다가 더 이상 치료가 어려운 상태라는 말을 듣고 요양생활을 시작한 57세의 여성 환자였다.

병원치료가 어렵다는 말을 듣고 요양원으로 오는 환자들은 병원 치료와 요양원 생활을 병행하는 환자들보다 더 열심히 더 진지하게 요양생활을 하는 편이다. 이 환자도 요양원 생활을 얼마나 열심히 하는지 주위 사람들이 감동할 정도였다.

그러한 노력 덕분인지 몸 상태가 차츰 나아지기 시작하자 환자 본인도 너무 좋아했고, 특히 부인의 남편은 무척 좋아했다. 남편이 나서서 주변에 있는 환자들까지 챙겨 주는 바람에 내게도 많은 힘이 되었다. 그런 상태로 6개월 쯤 지나자 환자는 거의 정상적인 생활이 가능할 정도로 병세가 호전됐다. 집으로 돌아가도 좋을 정도였다.

그런데 부산에서 개인 회사를 운영하는 환자의 남편은 부산은 공기가 좋지 않으니 자신이 요양원에서 출퇴근을 하겠다며 아내를 계속 요양원에 머물도록 했다. 거기까지는 좋았다. 그런데 착실하게 건강법칙 8가지를 잘 지키면서 열심히 하던 사람이 어느 날부터인가 채식만 해서는 몸이 부실해서 안 되겠다며 슬슬 외식을 다니고, 건강식품을 사다 나르기 시작하는 것이었다.

내가 나서서 아무리 말려도 소용이 없었다. 하는 수 없어서 요양원을 떠나라고 했더니 요양원 바로 옆에다 방을 구해놓고 생활하면서 자기가 원할 때만 와서 밥을 먹고 가곤 하는 것이었다. 그래도 걱정이 되어 가끔씩 그 집을 찾아가 보곤 했는데, 세상에! 건강식품의 종류가 그렇게 많은 줄 처음 알았다. 국내산뿐 아니라 외국산, 심지어 아프리카에서 구해온 암 특효약들로 방안이 넘쳐날 정도였다.

내가 하는 건강법칙 8가지에 대한 강의는 이 부부에게는 마이동풍이 되고 말았다. 함께 생활하던 동료들이 놀러 갔다가 와서 전해주는 말에 의하면 환자는 많은 돈과 남편을 아까워서 아무에게도 줄 수 없다는 말을 하며 삶에 엄청난 집착을 보이더라는 것이었다. 어떻게 하든지 살아야 하고, 또 설사 오래 살지 못하더라도 돈은 쓸 수 있는 데까지 자기가 쓰고 죽겠다고 고집을 부린다는 것이었다.

나를 비롯해 환자 동료들은 그런 부인을 보고 너무도 안타까워했다. 결국 부인은 오래 버티지 못하고 저 세상으로 가고 말았다. 돈이 많은 것도 때로는 독이 된다는 것을 실감시켜 준 사례였다.

건강보조식품에 매달리다 치료시기 놓친
40대 유방암 환자

    48세의 여성 환자였는데, 일반적인 암 검사에서 유방에 지름 2cm 정도의 악성 종양이 있다는 진단을 받았다. 의사는 수술을 권했으나 일본에서 생산되는 건강보조식품 사업을 하는 남편이 대체의학으로 충분히 나을 수 있으니 수술 받을 필요 없다고 우겼다. 환자는 남편 말에 따라 병원치료를 포기하고 건강보조식품을 먹으면서 기다려 보았지만 병세가 계속 악화되니까 요양원을 찾아온 것이었다.

    처음 발견했을 때 병원치료를 적절하게 받으면서 요양생활을 병행했더라면 회복이 될 수 있었는데, 대체의학에 대한 잘못된 믿음 때문에 치료시기를 놓쳐 실패하고 만 안타까운 경우였다. 나는 환자 나이가 젊고 암도 활성화 되어 있는 상태이기 때문에 가능하면 병원 치료와 요양생활을 병행하라고 권했다.

    1년 만에 다시 검사를 받아보니 결과는 유방암 말기로서 임파선 과 뇌로 전이된 상태이고, 기대치가 낮기는 하지만 표적 항암치료를 받아보는 수밖에는 다른 방법이 없다고 했다. 병원을 불신하고 다른 방법을 찾아 방황하다가 다급해지니까 의료보험이 적용되지 않아 비싼 치료비를 내고 표적 항암치료를 받았다.

    그 후 병원치료와 요양생활을 하면서 건강법칙 8가지를 적극적으로 실천하여 경과가 좋아지기 시작했다. 그런데 얼마 지나지 않아 이 환자 주변에서 암에 특효가 있다는 건강보조식품에 대한 정보들이 흘러 다니기 시작했다. 자신이 지금 좋아지고 있는 것이 건강보조식품 덕분이라는 말을 주위 환자들에게 하는 것이었다.

내가 나서서 암을 치료하는 특효약은 세상에 없다고 아무리 설명해도 소용이 없었다. 환자는 끝까지 특효약에 대한 맹신을 버리지 못하고 한 달에 몇 백만 원어치의 건강보조식품을 먹으면서 주위의 다른 환자들까지 뒤숭숭하게 만드는 것이었다. 그뿐만이 아니라 삶에 대한 의욕이 워낙 커서 매사에 부정적으로 반응하고 짜증을 잘 냈다. 특히 남편에 대한 투정은 옆에서 보기에 민망할 정도였다. 몸이 조금 나아지니까 항암 때문에 머리카락이 빠진 머리에 가발까지 사다 썼다.

요양원에 온 지 1년이 지날 무렵부터 진정되었던 두통이 다시 시작되고, 병원치료도 별 효과가 없게 되었다. 상태가 힘들어질수록 성격은 더 예민해지고 요양생활은 소홀히했다. 그러면서 자신이 지금 이런 상태가 된 게 전적으로 남편 때문이라며 남편에 대한 불만은 늘어만 갔다. 물론 적절한 치료를 받을 수 있는 기회를 놓치게 된데는 남편의 책임이 없지 않지만, 그렇다고 전적으로 남편 탓만 하는 것은 옳지 않았다. 본인 생각에도 그게 좋다 싶어서 건강보조식품에 의존하다 그렇게 된 것이었다.

암이 심각하게 진행되지 않은 상태에서 발견되었다고 너무 쉽게 생각한 것이 첫 번째 잘못이고, 현재의 생활에 대한 집착이 너무 강해서 치료를 소홀히 하고, 특효약이라는 건강보조식품에 맹목적으로 매달린 게 두 번째 잘못이었다.

남편과의 불화 극복 못하고 떠난 50대 유방암 환자

지적인 외모와 현모양처 분위기를 가진 54세 유방암 환자 이야기이다. 폐로 전이가 된 상태였고, 통증은 늘 있지만 생활하는데 불편을 느낄 정도는 아니었는데 한 가지 숙제를 안고 있었다.

남편과의 갈등이 심각했는데, 환자는 병이 나으면 제일 먼저 이혼부터 할 것이라는 말을 자주 했다. 1년 동안 지켜본 결과 남편은 성실한 사람이었고, 아내의 병간호에 정성을 다하고 있었다. 그런데도 부인은 남편이 자신에게 무관심하다며 불만이 여전했다.

그의 남편은 아무리 노력해도 아내의 요구를 다 채워 주지 못해 힘들어 했다. 남편이 바람이라도 피워서 그런 갈등이 생긴 게 아닌가 짐작해 보기도 했지만, 아내 말로는 성격적으로 맞지 않아 그렇다는 것이었다. 그러는 가운데 몸이 차츰 좋아져서 환자는 1년 만에 집으로 돌아갔다. 그러다 3개월 쯤 지나서 몸이 다시 안 좋아졌다는 소식을 들었고, 이후 1년 정도 고생하다 세상을 떠났다고 했다.

아내가 떠난 다음 남편이 우울증이 생겨서 고생한다는 소식을 전해 들었다. 남편은 가끔 요양원 주변에 나타나 서성이다가 아는 사람 눈에라도 띄면 뒤도 안 돌아보고 사라졌다. 여러 해가 지나서도 남편은 혼자 살고 있다고 했다. 누가 재혼을 권했더니 "한 사람도 지켜 주지 못한 죄인이 무슨 자격으로 또 사람을 데려다가 고생을 시키겠느냐."고 하더라고 했다. 그 절절한 사랑을 왜 부인이 살아 있을 때는 제대로 표현하지 못했는지 두고두고 안타깝다.

조급함이 화를 부른 50대 자궁경부암 환자

52세의 이 환자는 자궁경부암이 전신에 퍼져서 통증 때문에 잠도 못 자고 기초대사조차 어려운 상황이었다. 그런데 요양생활을 시작하고 얼마 되지 않아서부터 신기하게 차도가 있어 어느 정도 정상적인 생활이 가능해졌다.

그러다 어느 날 갑자기 심한 통증이 오면서 예전 상태로 되돌아가기에 이유를 알아 봤더니, 남편이 친구의 권유로 산삼을 1천 6백만 원이나 주고 사다 먹이고는 바로 그렇게 되었다는 것이다.

오랜 시간 동안 영양섭취를 제대로 못해 몸이 쇠약할 대로 쇠약한 상태였는데 갑자기 강력한 성분의 물질이 들어가면서 화를 부른 것이었다. 마치 가물가물한 불씨에 커다란 장작더미를 쌓는 것이나 다름없는 짓이었다.

위기상태에 있던 환자들이 조금씩 회복될 때가 가장 중요한 때이다. 이런 때는 정말 조심스럽게 약한 불씨를 살려내듯이 조심스레 다루어야 한다. 완전한 절망상태에 있다가 조금 희망이 보이면 가족도 환자도 마음이 급해져서 종종 이런 실수를 하게 된다.

마음이 나으면
암도 낫는다

1 암은 마음으로
낫는 병이다

회복에 대한 희망을 잃은 멍한 눈으로 쳐다보는 환자와의 첫 대면
은 민망하기 그지없다. 그래서 조그마한 위로라도 되라고 이런 저런
말을 많이 하게 된다. 그러다 보면 환자는 내 말 어디에서 희망의 실
오라기라도 잡았는지 갑자기 눈에 생기가 돌아오면서 굳어 있던 표
정이 조금씩 밝아지는 경우가 더러 있다.

피부색이나 탄력의 정도, 걸음걸이와 눈빛, 목소리만 들어봐도 환
자의 상태를 짐작할 수 있다. 다만 나는 그러한 증상들을 되도록 심
각하게 보지 않으려고 노력하는 편이다. 그런 겉으로 드러난 현상들
에 집착하다 보면 환자에게 줄 수 있는 희망의 몫이 점점 작아지기

때문이다. 사람이 죽고 사는 것은 지금 그 사람이 갖고 있는 몸 상태가 아니라, 바로 내면에 자리한 마음에 달려 있다고 나는 믿는다. 오랜 경험을 통해 체득하게 된 확신이다.

(1) 암을 고치는 것은 환자 자신의 의지

나는 환자를 만나면 마음 한 자락이라도 우선 붙잡으려고 한다. 환자를 잡고 애원하고 사정하고, 혹은 달래면서 조금씩 그 무서운 절망의 터널을 빠져 나오도록 도와주려고 애를 쓴다. 환자와 함께 수없이 쓰러졌던 경험들, 더러는 터널을 빠져 나오지 못하고 힘없는 손을 놓아야만 했던 때도 참 많았다. 솔직히 말해 힘없는 손을 놓아야 했던 경험이 훨씬 더 많을 것이다.

죽어가는 사람의 눈빛에 담긴 그 수많은 이야기들을 나는 잊을 수가 없다. 희망으로 빛나던 눈빛이 한 순간 초점을 잃고 멍하게 흐려져 가는 모습들… 많은 환자가 요양원에 있는 동안은 어떠한 상태에 놓여 있건 불문하고 희망의 끈을 붙잡고 있다. 하지만 일단 병원에만 가면 거의 절망적이 되어서 돌아온다.

희망과 사실, 현실과의 괴리를 극복하기가 너무 힘들다. 하지만 환자를 살리는 것은 과학이 아니라 환자가 잡고 있는 희망의 끈이라고 나는 믿는다. 자신이 과연 회복될 수 있을까 하는 의구심, 나을 수 없다는 불안감이 환자를 지치고 휘청거리게 만든다. 그렇게 되면 환자는 죽음의 기운을 이기지 못하고 결국 쓰러지고 만다.

나는 환자를 돌보는 사람들이 인간이 과연 어떤 존재인지에 대해 생물학적인 차원에서의 접근만이 아니나 정신적인 차원에서도 바라보기를 간절히 바란다. 그래서 사람이 가지고 있는 신비한 에너지를 과학적으로도 설명해 낼 수 있게 되면 얼마나 좋을까 하는 기대를 갖고 있다. 그렇게 된다면 지금보다는 훨씬 더 많은 사람이 암이라는 절망의 터널에서 빠져나올 수 있을 것이다.

　과학이 아무리 발달해도 그것은 우리 눈앞에 보이는 현실을 설명하는 것에 지나지 않는다. 하지만 우리의 몸은 사람의 지식으로 설명할 수 없는 오묘한 면이 분명히 있다. 어떻게 보면 그게 바로 우리 몸의 본질이기도 하다. 그것을 비과학적이라고 치부하고 무시하는 현실이 나는 아쉽다. 이런 현실이 환자들이 스스로 가지고 있는 생명의 에너지를 신뢰하면서 암을 극복해 나갈 수 있는 의지를 꺾어놓는다고 나는 생각한다.

　실제로 말기 암 환자가 회복되는 사례를 보면 단순하게 사고하고, 교육수준이 낮고, 덜 똑똑한 사람이 더 쉽게 회복되는 경우가 많다. 과학이 우리 몸을 아무리 잘 안다고 해도 오묘한 생명의 신비와 그 깊이를 제대로 알 수는 없다. 병원에서 의학적으로 얼마밖에 살지 못한다는 판정을 듣고, 그렇게 될 것이라고 믿는 환자는 결국 그렇게밖에 살지 못하는 경우를 나는 많이 보았다.

　요양원을 거쳐 간 많은 암 환자들이 어떻게 그렇게 쉽게 회복될 수 있었는지 과학적으로 설명하기는 어렵다. 병색이 완연하던 환자가 나을 수 있다는 희망적인 말 한마디에 갑자기 생기가 돈다. 그리고 멀쩡하게 잘 회복되던 사람이 병원에 가서 회복이 어렵다는 말을 들고 나면 다시 제자리로 돌아가 버리고 만다. 이런 악순환을 어떻게 설명할 수 있단 말인가?

언젠가는, 정말 언젠가는 병원에서도 죽음의 문턱에 서 있는 사람들에게 나을 수 있다는 희망적인 말을 해 줄 수 있다면 얼마나 좋을까 하는 소망을 나는 갖고 있다. 그렇게 된다면 지금보다 훨씬 더 많은 사람들이 말기 암도 극복할 수 있다는 희망을 갖게 될 것이기 때문이다. 희망은 곧 현실이 된다고 나는 굳게 믿는다.

"원장님 감사합니다. 우리 그이가 임종하기 두 시간 전까지도 나을 수 있다는 희망을 가지고, 통증도 없이 행복해 하다가 자기 할 말 다 하고 편안하게 떠났습니다."

임종에 대한 마음의 준비를 하는 데는 많은 시간이 필요한 게 아니라고 나는 생각한다. 그런 것을 왜 굳이 몇 달, 몇 년씩 죽음을 미리 안고 살아야 한단 말인가? 대부분의 환자들의 경우 그렇게 사는 것은 살아도 이미 산 목숨이 아니다.

죽음에 대한 두려움 없이 지내는 사람이 회복이 더 잘 된다. 눈앞에 다가온 죽음을 부정하라는 이야기가 아니다. 우리 모두 죽음을 전제로 하고 태어난 존재인데 어떻게 죽음을 부정할 수가 있겠는가? 삶과 죽음은 어차피 한 묶음에 꿰어진 구슬 같은 것이 아닌가.

하지만 산 사람을 굳이 죽은 사람처럼 살게 만들지는 말자는 것이다. 살아 있다고 느끼는 그 순간까지는 산 자의 희망과 행복을 느끼게 하자는 것이다. 희망을 잡고 있는 사람과 희망을 잃어버린 사람은 고통을 느끼는 강도가 다르다. 우리 요양원을 거쳐 간 환자들 가운데서도 끝까지 희망의 끈을 붙잡고 있던 사람들 중에 기적처럼 회복되어 건강하게 사는 사람들이 많다.

과학이라는 이름 아래 사람이 가지고 있는 생명의 에너지인 자생력을 제대로 실컷 써보지도 못하고 죽어가도록 하는 일은 정말 더 이상 없었으면 좋겠다. 여러분이 만약에 말기 암 진단을 받았다면 진짜 스스로의 힘으로 한번 암과 맞서 보라고 나는 권하고 싶다.

아무리 과학이 발달해도 회복 불가능한 말기 암 환자를 회복시켜 주지는 못한다. 회복시킬 수 있는 힘을 가진 사람은 오직 환자 자신뿐이다. 회복을 책임져 주지도 못하는 과학에 매달려서 아까운 시간 다 보내지 말고, 자신과의 마지막 한판 싸움을 시작해야 한다.

(2) 자생력의 힘을 믿는다

우리 모두에게는 위급할 때 꺼내 쓰라고 하늘이 준 비상금이 몸속에 숨어 있는데 그것이 바로 생명의 에너지인 자생력이다. 그리고 이 자생력은 우리 마음이 내리는 명령에 따라 순응해서 움직인다.

우리 몸의 자생력은 우리가 마음먹는 대로 반응하고 행복해 한다. 자생력은 마음이 주는 자양분을 먹고 힘이 강해지고 생기가 돈다. 어느 의미에서 투병은 병 그 자체와의 싸움이 아니라고 나는 생각한다. 투병은 내면에 자리한 진정한 자신이 아니라 겉으로 드러난 헛된 자신과의 싸움이다. 진정한 나를 병들게 만드는 헛된 자신을 벗어 버리고 진짜 나를 찾으면 자생력도 함께 살아난다. 진정한 나를 찾으면 암은 쉽게 이길 수 있다.

마음이 나으면 암도 낫는다고 하는데 암이 어떻게 마음으로 나을 수가 있을까?

신은 우리 몸을 완전무결하게 살아 있는 섬세한 기계로 만들어서 사용설명서와 함께 에너지도 완벽하게 준비해 주었다. 그뿐 아니라 몸이 오작동 되면 스스로 복구할 수 있는 예비력까지 준비해 놓았는데, 그것이 바로 우리 몸의 자생력이다.

몸에 맞는 음식을 먹어 주면 우리 몸은 자생력을 발휘해 스스로 수리를 시작해서 원래의 완전한 상태로 돌아갈 수가 있다. 음식은 우리가 먹을 때는 단순한 형태이지만 이것이 소화 흡수 과정을 거치면서 차원 높은 생명 물질로 바뀌게 되고 에너지가 된다.

'음식은 하느님이 만들고, 요리는 사탄이 만들었다.'는 서양속담이 있다. 자연에서 생산된 먹거리를 원형 그대로 먹어 주기만 하면 나머지는 우리 몸이 알아서 잘 사용한다. 그런데 이것을 빼고 보태고 하면서 몸에서 혼란이 생긴다는 말이다.

비타민 하나만 하더라도 과일이나 채소에 들어 있는 그대로 전구체(원재료)상태로 먹어주면 소화과정을 거치면서 필요한 양만큼 사용하고 남는 것은 다른 용도로 쓰기도 하고 저장도 한다. 그래도 남으면 몸 밖으로 배출시켜서 몸속에 쌓여 독작용을 하지 못하도록 막아준다. 그런대 재료상태가 아닌 완성된 비타민제재가 들어오면 우리 몸이 불가항력적으로 그대로 받아들일 수밖에 없게 된다. 그 결과로 몸의 질서가 깨어지게 되는 것이다.

자연에서 나는 식물을 자연적인 방법으로 제철에 적당히 먹어 주면 우리 몸이 알아서 흡수, 배설, 저장한다. 남으면 저장해 두었다가 모자랄 때 꺼내 쓰기도 하면서 우리 몸에 영양의 균형을 맞추어 주는 것이다.

육체의 영양과 환경이 최적의 상태를 이루고, 거기다 마음이 조화를 이룬다면 우리 몸의 자생력은 춤을 추면서 신나게 일을 한다. 육체가 완전한 영양소가 충족되어야 하듯이 마음도 자기가 원하는 조건이 충족되어야 생기가 나서 일을 할 수 있다.

마음이 힘을 발휘하면 고장 난 육체쯤은 금방 수리해 낼 수 있다. 그래서 암은 마음으로 낫는 병이다. 마음이 나으면 암은 저절로 낫기 때문이다.

2 자생력을 키우는 마음 수양

몸이 아프다는 것은 마음이 아프다는 말도 된다. 그래서 아픈 몸이 회복되려면 먼저 마음이 회복되어야 한다고 나는 생각한다. 명상은 아픈 마음을 회복시키고 몸도 회복시키는 놀라운 힘이 있다.

나는 마음을 비워야 병이 낫는다는 말을 자주 한다. 그 말은 곧 명상을 하라는 말이기도 하다. 고요히 명상을 하노라면 참 나가 보이고, 내면의 소리에 귀 기울이다 보면 지켜야 할 것과 버려야 할 것들이 확연하게 보이기 시작한다.

버려야 하는 것은 죽음에 속하는 것이고, 지켜야 하는 것은 생명적인 것들이다. 깊은 명상에 잠기면 모든 욕망으로부터 자유로울 수가 있으며, 내가 진정한 자유로움을 누릴 때 생명적인 기운이 내 몸

안으로 들어오게 되어 있다.

(1) 암은 내면의 세계로 눈을 돌려달라는 몸의 간절한 호소

　진정으로 내가 갈구하는 것은 생명적인 것들인데 이것은 내면의 소리에 귀 기울이지 않으면 들을 수 없다. 삶의 본질이 이해되고 참 자아가 보일 때 느끼는 자유와 편안함은 그 자체가 행복이다. 바깥 세상만 바라보느라고 내면의 세상을 보지도 느끼지도 못하는 사이에 자신은 병들어 간다. 암은 우리의 생명을 위협하려고 생긴 것이 아니고, 남만 바라보던 그 시선을 내면의 세계로 돌려 달라는 내 몸의 애절한 호소이다. '사랑받는 세포는 암을 이긴다.'는 말이 있다. 내 몸의 호소에 귀 기울 때 비로소 내 몸이 진정으로 무엇을 원하는지 알게 된다. 이런 것이 바로 명상을 통해 얻을 수 있다.

　생물학적인 나와 정신적인 내가 혼연일체가 되어 충만한 상태가 되면 온전한 내가 되지만, 이 둘이 서로 갈등하거나 따로따로가 되면 우리 몸은 고통을 호소한다. 몸은 시간과 공간의 제약을 받아 자유롭지 못하지만 마음은 시공을 초월하는 능력이 있어 제 마음대로 몸을 구속하고 혹사시킨다. 몸이 아프다는 것은 내 마음에 대한 반란일 수도 있다. 이제 겸손하게 내 몸의 호소에 귀기울일 때이다.

　호흡을 가다듬고 심장 뛰는 소리를 들어 보자. 심장이 1분에 60~70번을 정확하게 뛰기 위해서 얼마나 애쓰고 있는지 생각하면서 고마워 해 본 일이 있는가? 무엇인가 때문에 긴장하고 마음 졸이면서 심장이 뛰는 것을 방해한 적은 없는가? 눈을 감고 조용히 심장

뛰는 소리를 들으면서 그 수고에 감사하는 마음을 가져 보자.

내 숨소리에 귀 기울여 보자. 푸른 숲속에서 심호흡 할 때, 마음을 고요히 하고 깊은 심호흡 할 때 내 허파가 얼마나 좋아 하는지 그 기분을 마음으로 느껴 보자. 혹시 내 허파가 괴로워하는 일들을 하지 않았는지 반성도 해 보아야 한다. 몸이 원하는 것을 몸이 원하는 시간에 꼭꼭 씹어 먹어주면 위와 장은 좋다고 하면서 소화시키고 흡수하며 배설해 준다.

내 몸이 나를 위해서 해 주는 일들에 대해 얼마나 감사하고, 몸이 하는 일을 도와주었는가? 황혼이 질 무렵 하루의 고단한 일상을 마치고 편안한 잠을 위해 머릿속을 비워 본 적이 있는가? 새처럼 자고 새처럼 일어나는 사람은 건강하다. 온누리가 어둠에 덮이는 것은 손발을 멈추고 쉬라는 자연의 섭리이다.

몸과 마음이 하나가 될 때 온전한 건강인이 되고, 몸의 호소에 귀 기울이고 감사할 때 놀라운 회복이 일어난다. 내 몸 세포 하나하나의 소리를 듣는 것이 바로 명상이다. 명상은 씻음과 비움의 의미를 가지고 있지만 동시에 채움의 의미도 가지고 있다.

내 몸은 화려한 옷보다는 편안한 것을, 맛있는 음식보다는 필요한 음식을, 재미보다는 편안한 휴식을, 명예나 돈보다는 양심이 자유롭기를 원한다고 내게 호소한다. 명상은 곧 에너지의 근원이며, 병이 들었다는 것은 에너지가 부족하다는 것이고, 에너지가 부족하다는 것은 마음이 허약하다는 것이다.

(2) 명상은 진정한 자신을 찾아주는 길잡이

명상을 하면 마음이 강해지고 풍요로워지며 몸도 가벼워진다. 명상을 하면 자족하는 마음이 생기고, 자족하면 경쟁심이 사라지고, 경쟁심이 사라지면 시기와 질투가 사라지고, 시기와 질투가 사라지면 무념무상한 상태가 되어 평상심이 생겨난다. 그리고 평상심이 생기니 사물이 있는 그대로 보이기 시작하는 것이다.

명상은 사랑의 힘이기도 하다. 깊은 명상에 잠겨 있노라면 미움도 분함도 억울함도 소리 소문 없이 사라지고, 마음 깊은 곳에서부터 따사롭고 달콤한 사랑의 감정이 몽글 몽글 솟아나는 것을 느끼게 된다. 눈으로 보는 바깥세상의 모든 사물은 내 마음 먹기에 따라서 달리 보인다.

건강도 내 마음 먹은 대로 될 수 있다. '내 마음을 내 마음대로 못한다.'는 말들을 하는데, 그것은 명상으로 마음의 힘을 키우지 못했기 때문이다. 내 마음 밭에는 아름다운 꽃들과 함께 잡초도 자라나는데, 잡초를 제때 뽑아주지 않으면 잡초의 기운에 눌려서 꽃은 사라지고 무성한 잡초밭이 되고 만다. 내면의 세계를 명상을 통해서 찬찬히 바라보면 욕망이라는 잡초가 있는 것이 보이지만, 욕망에 사로잡혀 있을 때는 명상을 하고자 하여도 제대로 되지 않는다.

모든 것을 내려놓고 편안한 마음이 될 때 깊은 명상을 할 수가 있다. 명상은 참 나를 찾는 것이고, 참 나는 무한한 에너지를 가진 존재라는 사실을 깨닫게 해준다. 이 에너지를 얻기 위해서 내가 할 일은 오직 마음을 비우고 조용히 기다리는 것이다. 그러다 보면 어디에서 그런 힘이 오는지 자신도 모르는 사이에 용기가 생기고 생명력이 넘쳐나게 된다. 신앙인들은 하늘에서 오는 힘이라고 믿고, 은혜받았다고 기뻐하면서 병이 낫는다.

마음을 비우고 내면의 세계를 바라보며 존재에 대해 깊이 생각한다는 점에서 보면 사실 명상이나 기도나 같은 말이다. 차이가 있다면 마음의 눈을 절대자에게 향하는 것과 자신의 내면의 세계를 바라보는 것과의 정도일 것이다. 하지만 존재에 대해 깊이 생각하다 보면 결국은 절대자를 의식하게 되고, 절대자를 깊이 생각하다 보면 초월적인 어떤 보이지 않는 힘에 이끌리게 된다. 이 힘은 어떤 물리적인 힘보다 우리를 강하게 움직인다.

행복하기 위해서 산다는 말을 많이 한다. 우리가 명상을 하는 이유도 행복해지기 위해서이다. 참 자아를 발견하지 못하면 진정한 행복은 없다. 행복하지 못하면 병이 나아야 할 이유도 없다. 그리고 살아야 할 이유가 없는 사람은 병이 낫지 않는다.

내면의 세계를 바라보며 명상에 잠겨볼 시간을 가져 보지 못했다면 지금이 바로 그 시간이다. 명상을 하려 해도 잘 안 될 수도 있다. 머릿속이 맑아지려면 심호흡을 깊이하고, 마음을 안정시켜야 한다. 허리를 곧게 펴고 가부좌를 틀고 앉아서 깊은 호흡을 할 수 있다면 좋겠지만 환자가 그렇게 하기는 쉽지 않다. 자세가 크게 중요한 것은 아니다. 잡다한 생각들을 털어내고 단순해지는 게 중요하다. 한 번 해서 안 되면 두 번 세 번, 될 때까지 하면 된다. 죽고 사는 문제가 걸린 일이라면 될 때까지 해야 한다. 훈련하면 된다.

남의 마음을 바꾸기보다는 내 마음 바꾸기가 훨씬 더 쉽다. 마음 바꾸어 먹고 살 수 있다면 왜 못하겠는가. '명상을 하면 마음이 바뀌고, 마음이 바뀌면 병이 낫는다.'는 말이 있다. 자신의 존재가치에 대한 깊은 각성이 생기면 삶 자체가 환희요, 기쁨이고 감사인데 스트레스 받을 일이 어디 있으며, 긴장하고 화낼 일이 무엇이겠는가.

'마음을 비우면 병이 낫는다.'는 말을 바꾸어 말하면, 명상을 하면 나를 발견하게 되고, 나를 발견한다는 것은 내면에 감추어져 있던 생명력이 회복된다는 말이 된다.

하루해가 질 무렵 가볍게 산책할 때 꽃이 아름답게 보이고, 새소리가 즐겁게 들리기 시작하면 이미 명상을 하고 있는 것이다. 명상은 내면의 세계를 보는 눈이고, 내면의 소리를 듣는 귀이며, 내 존재의 소중함을 느끼고 감사하는 마음이다. 내 존재에 대해 깊이 생각하다 보면 내가 있어 이 순간 고통 중에 있다는 사실 자체도 눈물 나도록 고맙고 감사해진다. 내가 느끼는 모든 것들은 내가 존재하기 때문에 가능하다.

나는 환자들에게 "병이 낫고 나서 행복하려 하지 말고, 아픈 지금 이 순간 행복해지도록 노력하라."는 말을 자주 한다. 세상도 가족도 내가 존재하기 때문에 존재한다는 사실을 생각하면, 이보다 더 큰 환희가 무엇이 있겠는가? 내가 느낄 수 있는 모든 것들은 아무리 큰 고난 속이라 해도 사랑할 가치가 있는 것들이다. 명상은 나 자신을 일깨워 주는 훌륭한 선생님이다.

자생력을 키워주면 암은 저절로 낫는다

한마디로 진리는 명쾌하고 단순 명료하다.

길이 아닌데도 불구하고 우겨서 가 본들, 결국엔 낭떠러지밖에 만날 수 없듯이, 인간이 추구하는 행복도 건강을 희생하는 것이라면 결코 진정한 행복이 될 수 없을 것이다.

부와 명예에 대한 과도한 욕망이 건강을 해치고, 몸을 이롭게 하지 못하는 음식들이 질병을 불러온다. 인체에도 질서가 있고 리듬이 있으며, 질서가 무너지면 질병이 오고 질서가 바로 서면 질병이 회복되는 것이 자연 치유이고, 그 자연치유는 인위적으로 무엇을 하는 게 아니라 자연의 순리에 순응하면 저절로 회복되는 놀라운 힘을 가지고 있다.

눈부시게 발달한 과학도 인체의 신비는 다 풀지 못하며, 인체가 스스로 생명을 지켜나가는 힘은 현대과학으로도 다 설명할 수 없을 것이다. 자연계에는 병원도 약국도 없지만 동물이나 식물은 스스로의 자생력에 의지하여 잘 살아가고 있다. 사람도 병이 나면 스스로 회복하는 힘이 있는데 때로는 치료라는 이름으로 그 힘을 약화시키고 방해한다. 자연치유는 복잡하지도 어렵지도 않다.

몸이 질병에서 벗어나려는 노력을 방해하지 않고, 스스로 회복하는 자생력을 도와주면 인체는 놀라운 힘을 발휘하여 질병에서 거뜬히 벗어난다.

사람은 흙과 밀접한 관계를 맺고 있으며, 흙과 가까우면 가까운 만큼 건강하고 멀어지면 멀어진 만큼 질병 상태가 되어 손해를 보게 된다. 흙을 밟고 흙집에 살면서 흙이 생산한 식물을 직접 먹고 살면 건강해지는 것은 만고불변의 진리일 것이다. 문명의 발달은 인간을 점점 흙에서 멀어지게 하였고, 그로 인하여 지구는 거대한 병동으로 바뀌어 가고 있다.

과학 문명의 발전으로 아무리 생활이 편리해지고 윤택해진다 해도 질병 상태에서는 진정한 행복을 누리지 못하게 된다는 사실을 통감하게 된 현대인들은 다시 자연의 위대함, 다시 말해 흙의 소중함을 깨닫고 흙과 가까워지려고 노력하고 있다.

실제로 자연식 요양원에 왔던 환자들 가운데서 봄에 땅에서 기운이 솟아오를 때 산과 들로 다니면서 나물을 뜯고 산야초 효소를 만들면서 흙을 만지고 흙과 가까이 지내는 경우가 그렇지 않은 사람들보다 암 투병의 경과가 훨씬 좋았다.

현재 우리 청소년, 특히 고등학생들이 폐결핵에 많이 걸린다는 것은 그만큼 햇볕을 받으면서 흙속에서 놀 수 있는 시간이 부족하다는 이야기도 된다. 농약과 화학비료로 산성화 되어 버린 땅이 아닌 자연퇴비를 듬뿍 준 건강한 땅에서 생산된 식물을 먹고, 황토로 집을 짓고 살면 깨어진 생체리듬이 회복되고 면역력이 향상되면서 치유가 빨라진다.

암을 예방하고 치유하는데 있어서 가장 중요한 요소를 한 마디로 말하자면 자생력이다. 자생력을 잃으면 환자가 되고, 자생력이 회복되면 다시 건강한 사람이 된다. 작은 불씨도 조건만 맞으면 큰 불로 되살아나듯이 인체에 내장되어 있는 자생력도 조건만 맞으면 우리를 질병의 터널에서 완전히 벗어나게 할 수 있다.

자생력이 원하는 조건은 자연으로 돌아가는 것이다. 원래 인간은 모두가 자연인이었다. 원래 있던 그 자리에 우리 몸을 돌려놓으면 스스로 알아서 질병을 치료하는 것이 자생력의 힘이다. 자연이 차려주는 음식으로 몸을 회복하고 사색하고 명상하면서 내면에 숨어 있는 참 나를 찾을 수만 있다면 진정으로 행복한 나로 다시 태어나게 될 것이다.

회복 불능이라는 판정을 받은 암 환자들이 자연으로 돌아와서 회복된 경우가 참 많다. 끝이라고 생각되는 그 시점이 새로운 시작점이 되는 것이다. 자생력만 강하면 암은 어려운 병이 아니라 그냥 아프다가 지나가는 병이다.

암세포가 아무리 위력적으로 보여도 정상적인 면역세포의 힘이 더 강하다. 그러니 우리 몸속에 아무리 많은 암 세포가 있다 하더라도 그것을 이겨낼 힘이 우리한테 있다는 사실을 절대 잊지 말아야 한다. 아직도 우리 몸속에는 건강을 회복시킬 수 있는 많은 자생력이 남아 있다.

나름 길이라고 믿고 있는 방법대로 혼신의 힘을 다하여 살았고, 그 경험을 책으로 세상에 내어놓게 되었으나 내심 부끄러운 마음 금할 길 없다. 그럼에도 불구하고 건강법칙 8가지는 분명 여러분에게 도움이 될 것이다. 환자는 치유의 목적으로 실천하고, 건강한 사람은 예방의 수단으로 실천하여 모두 건강하고 행복한 사회가 되기를 진심으로 바란다.

"병이 낫고서 행복해지려고 하지 말고 바로 지금 행복해라."는 말을 환자들에게 자주 한다. 행복의 첫째 조건이 건강이기는 하나 행복하면 건강해진다는 사실을 알게 되었기 때문에 이제는 무조건 행복하려 하고, 모든 환우들과 함께 그렇게 살려고 한다.

어릴 적부터 병약했고, 30대 중반에 큰 병을 얻어 오늘에 이르기까지 내 병과 남의 병을 함께 지고 걸어온 내 인생 전부가 병과 얽히고설킨 이야기들뿐인 것 같다.

그 많은 이야기들이 내 마음속에는 수백 권의 책을 엮을 만큼 쌓여 있건만 막상 글로 표현하려니 한 줄도 제대로 꿰기가 쉽지 않다. 환우 여러분의 조속한 쾌유를 바라는 마음만 간절할 뿐이다.

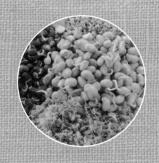

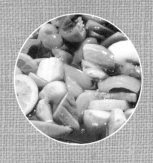

암을 이기는 자연식 요리 26선

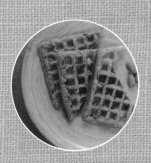

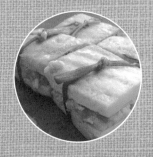

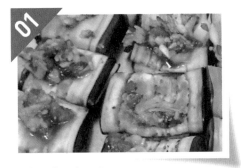

가지구이

재료 양념장, 집간장, 당근, 양파, 홍·청피망, 깨소금

가지는 당질, 단백질, 비타민과 무기질이 소량 들어 있고, 보라빛 색소인 안토시아닌계 나수닌과 히아신이 있으며, 레스베라트롤, 알칼로이드 성분이 풍부하여 동맥경화예방, 항균 및 항암효과가 있다. 열을 내리고 혈액순환을 좋게하여 부기를 완화시키는 효과도 있다.

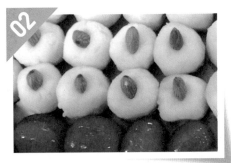

감자볼

재료 감자, 아몬드, 방울토마토

대지의 사과로 불리는 감자는 탄수화물과 비타민C, 비타민B군 등이 풍부해 염증을 감소시키고 칼륨, 칼슘, 마그네슘이 풍부한 알칼리성 식품. 뇌의 신경전달 물질 분비를 촉진시켜 우울증과 스트레스해소, 숙면에 도움을 준다. 플라보노이드 성분이 높아 항암효능이 뛰어나고 식이섬유가 많아 변비에도 좋다. 아몬드는 활성산소를 억제하는 항산화기능과 함께 기억력과 집중력을 높인다.

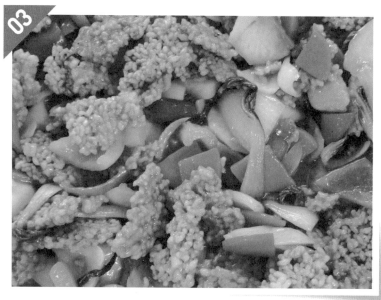

03

누룽지탕

재료 현미누룽지, 청경채, 당근, 삼색피망, 감자전분, 탕수소스

발아현미에는 비타민B군, 비타민E, 식이섬유와 불포화지방이 풍부하여 항암효과가
뛰어나다. 아미노산 일종인 가바성분이 풍부하여 항산화효과, 노화방지, 기억력향상
등 다양한 효능이 있다. 현미보다 소화흡수율이 더 높다.

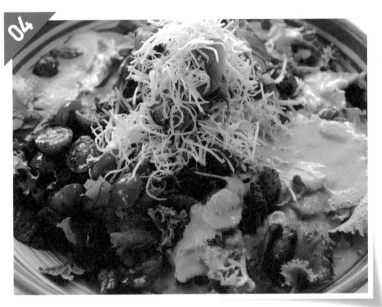

04

단호박소스샐러드

재료 파프리카, 견과류, 방울토마토, 치커리, 단호박

단호박은 베타카로틴을 비롯해 비타민과 철분, 칼슘 등의 무기질이 풍부하며, 식이섬유소, 펙틴성분이 풍부하다. 방울토마토는 라이코펜성분이 풍부하여 항암효과가 있다. 식이섬유를 비롯해 비타민A,B,C가 풍부하여 염증감소와 혈액순환을 좋게 한다. 비타민K가 몸의 칼슘이 빠져나가는 것을 막아주는 기능을 하며 단백질도 풍부한 영양의 보고이다.

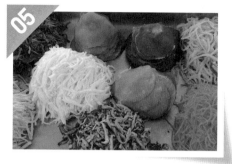

05

구절판

재료 밀전병, 표고버섯, 황백지단, 숙주나물, 당근, 오이

구절판은 5가지 색깔(빨강 · 노랑 · 초록 · 흰색 · 보라/검정)의 강력한 항산화력을 지닌 식물영양소가 풍부하다. 표고버섯은 저칼로리, 고단백질, 비타민 B군, 에르고스테롤이 풍부하고 칼슘, 인, 철, 아연 등이 많은 무기질 공급원. 렌티오닌성분과 글루탐산, 구아닐산, 타이로신, 아스파라긴, 알라닌 등의 아미노산이 풍부하여 감칠맛이 좋다. 당근은 칼슘, 철, 칼륨 등의 무기질과 베타카로틴이 풍부하다.

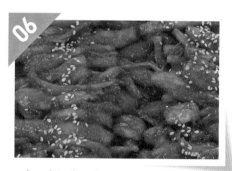

06

더덕구이

재료 더덕, 고추장 양념, 깨

더덕은 사포닌과 이눌린 성분이 풍부하며 항염증 및 항암효능이 있다.

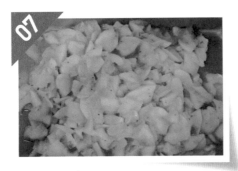

박나물

재료 식용박, 올리브유, 버섯소금, 마늘

박에는 베타카로틴, 식이섬유, 칼슘 등 영양성분이 풍부하게 들어 있다.

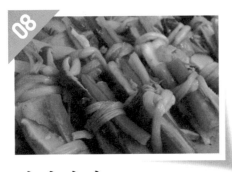

버섯말이

재료 우엉, 파프리카, 버섯, 미나리

버섯에는 트레할로스와 같은 식이섬유와 에르고스테롤이 많으며, 비타민 B2도 풍부하다. 아미노산과 당알코올성분으로 감칠맛이 풍부하다. 우엉은 성분의 80%가 수분이며, 이눌린이라는 식이섬유가 풍부하다. 파프리카는 베타카로틴, 비타민C, 비타민E가 풍부하며, 철분과 식이섬유도 풍부하여 항암효과가 뛰어나다. 파프리카는 빨강·노랑·오렌지·보라색·녹색 등 색에 따라 리코펜, 카로틴, 플라보노이드, 루테인 등 다양한 성분이 있다. 미나리는 수분이 94~95%이며, 칼슘, 인, 비타민A, 비타민B군과 비타민C가 풍부하다. 특히 베타카로텐과 비타민B군이 많다. 캄펜, β-피넨, 신나밀알코올 등의 독특한 향기성분이 있다.

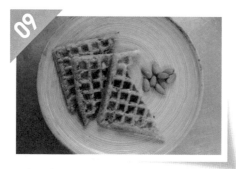

발아통밀와플

재료 발아통밀가루, 현미밥, 고구마, 견과

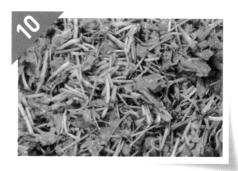

미나리무침

재료 집간장, 레몬, 깨소금, 마늘, 고춧가루 약간

미나리에는 베타카로틴, 비타민B군, 비타민C등의 비타민과 칼륨, 칼슘, 철분 등의 무기질이 풍부한 알칼리성식품으로 혈액순환과 해독작용을 한다. 정유성분인 알파피넨, 테르피놀렌, 미르센 등을 함유하고 있으며 약이 되는 채소이다.

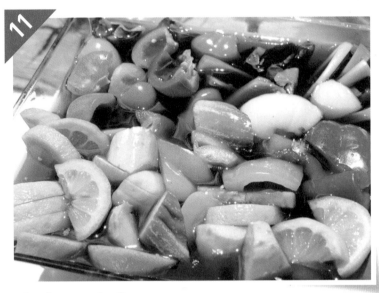

산야초 피클

재료 오이, 파프리카, 레몬, 산야초

산야초는 비타민과 무기질 공급원이며 다양한 식물영양소가 풍부하다. 오이의 95%가 수분이며 비타민C와 식이섬유가 풍부하다. 칼슘, 철분, 마그네슘, 인 등의 무기질도 풍부하다. 레몬은 비타민C가 풍부하며, 칼슘, 칼륨, 엽산, 인 등 미네랄이 풍부하다. 비타민C, 플라보노이드의 일종인 에리오시트린이라는 탁월한 항산화물질이 들어 있어 암예방에 도움을 준다

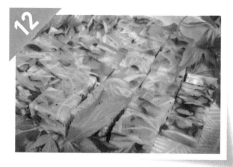

버섯편육

재료 한천, 표고버섯

한천은 복합다당류 갈락탄이 풍부하며, 수분함량이 높아 혈중콜레스테롤 저하 및 항암효과와 면역력 증강효과가 있다.

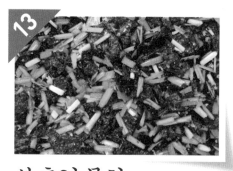

부추김무침

재료 부추, 김, 조선간장

부추는 베타카로틴, 비타민B1, B2, C가 다량 함유되어 비타민의 보고라 불리며 칼슘과 철도 다른 채소에 비해 많이 들어 있다. 부추의 냄새성분은 황화합물인 알리설파이드로 강장효과가 있다.

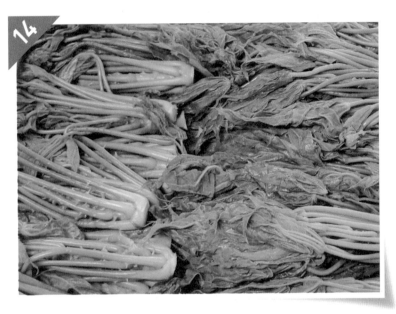

엄나무순

재료 엄마무순, 초고추장

엄나무는 인산나무라고도 불리는 사포닌, 플라보노이드, 쿠마린과 각종 비타민이 풍부한 식물. 올레인산, 리놀렌산, 유기산, 아미노산 등도 풍부하다.

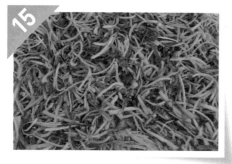

아카리쿠스버섯볶음

재료 도라지, 아카리쿠스버섯, 올리브유, 버섯소금

아카리쿠스버섯은 6대 영양소라고 하는 식이섬유 베타글루칸을 비롯한 각종 미네랄, 비타민, 단백질, 아미노산 등이 풍부해 강력한 항암작용을 한다.

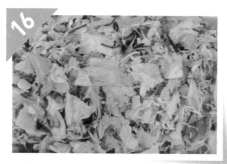

산야초효소샐러드

재료 양상추, 산야초효소, 캐슈넛

산야초효소는 약용식물이 가지고 있는 모든 영양소뿐만 아니라 발효 중에 증식된 미생물이 만들어낸 새로운 성분인 효소, 비타민, 무기질, 생리활성물질이 풍부하다. 양상추는 비타민A,비타민B군과 비타민C, 마그네슘, 인, 칼슘, 철분 등의 비타민류와 무기질이 풍부하며, 알칼로이드성분인 락투세린은 수면중추를 조절하는 멜라토닌과 유사한 효과가 있어 진정작용을 한다. 캐슈넛은 비타민K, 판토텐산, 리놀렌산이 풍부하며, 셀레늄, 구리, 마그네슘 등의 미량영양소도 풍부하다.

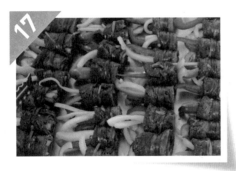

콩고기말이

재료 콩고기, 피망, 미나리

피망은 알칼리 식품으로 비타민 A, 비타민 B1, 비타민 C가 풍부하다.

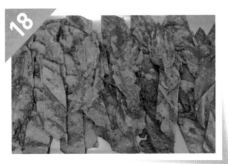

컴프리전

재료 컴프리, 밀가루

컴프리는 야채 중 단백질, 비타민, 무기질이 풍부하며, 특히 비타민 B12와 유기 게르마늄 및 알란토인 성분이 풍부하며 항암효과가 있다. 독성이 있어 주의해야 한다.

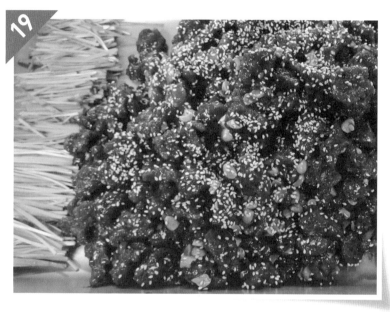

콩고기 치킨

재료 콩고기, 땅콩, 토마토, 조청소스

토마토는 펙틴, 베타카로틴, 루틴, 글루탐산염, 셀레늄, 비타민 B1, 비타민 C와 칼슘
이 풍부. 라이코펜성분은 강력한 항산화효과가 있다.

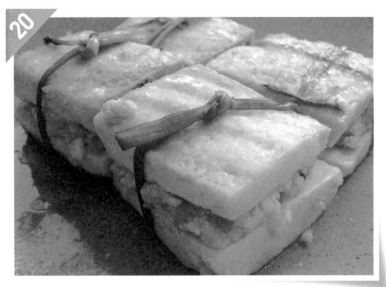

두부선

재료 두부, 감자, 샐러드소스

두부는 아미노산과 칼슘, 철분 등의 무기질이 많은 단백질식품. 이소플라본은 칼슘 흡수를 좋게하여 골다공증 예방효과가 있다. 식이섬유인 올리고당이 풍부하며, 80% 이상이 수분으로 열량이 낮아 성인병과 암을 예방하고, 노화방지효과도 있다.

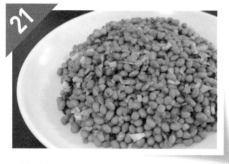

콩슈트

재료 대두콩, 셀러리, 토마토, 양파

대두콩은 단백질, 아이소플라빈, 피트산, 레시틴, 불포화지방산 CLA, 렉틴, 리그난,
사포닌, 올리고당, 식이섬유 등이 풍부. 양파는 갈락탄과 자일란이란 당류가 풍부하
며, 바타민B군과 칼슘, 인, 철이 풍부하게 함유되어 있다. 플라보노이드 일종인 퀘세
틴이 껍질 부위에 많으며 알리신성분이 많다.

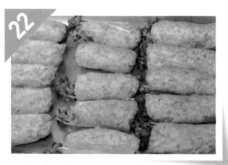

함지 쌈

재료 두부, 라이스페이퍼, 숙주, 무순

무순은 비타민과 칼륨, 칼슘, 철분이 풍부. 숙주에는 면역력 강화에 좋은 비타민A,
비타민B군과 비타민C가 풍부하다. 아스파라긴산과 식이섬유도 풍부하다.

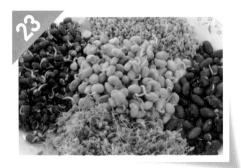

23

발아콩, 발아팥, 발아 현미

곡류가 싹틀 때 필요한 영양분을 공급하기 위해 종자가 가지고 있는 영양물질을 분해할 각종 효소가 증가함과 동시에 이전에 없던 새로운 물질들이 생성된다. 비타민과 미네랄, 아미노산, 감마오리자놀, 아라비녹실란, 엽록소 등의 물질이 생기며, 이물질들은 우리 몸의 신진대사를 높혀준다. 발아현미에는 아라비노자일란이라는 성분이 증가되어 포만감을 준다.

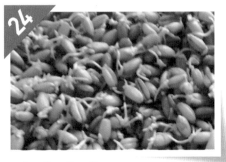

24

발아통밀

밀은 탄수화물과 단백질이 대부분이며, 비타민B군, 비타민E와 칼슘, 인이 많이 함유되어 있다. 발아되면서 비타민, 효소, 식이섬유가 증가되어 항암효과가 있으며, 소화장애를 일으키는 피틴산이 미네랄로 바뀌면서 소화가 잘 된다.

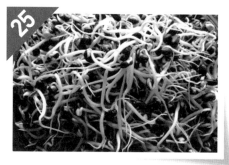

쥐눈이콩나물

쥐눈이콩나물은 고유의 영양성분뿐 아니라 발아과정에 생성된 비타민C와 β-카로틴 같은 채소의 영양성분도 들어 있다.

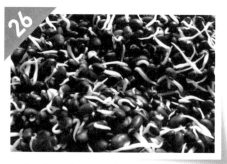

발아서리태콩

서리태는 비타민 함량은 그다지 높지 않지만 단백질과 필수지방산인 올레산, 리놀렌산이 매우 풍부하고, 신체의 각종 대사에 반드시 필요한 비타민B1,B2와 나이아신성분이 풍부하다. 안토시아닌 색소성분과 아이소플라본이라는 콩단백질도 많이 함유되어 있어 항암 및 노화방지에 효과가 있다. 라이신, 이소로이신 등의 아미노산 함량이 높으며, 레시틴, 칼슘, 철, 칼륨등의 무기질이 풍부하다.

자연식의 집 일주일 기본 식단표

자연식의 집 기본식단은 합식법에 맞게 5대 영양소를 하루에 골고루 섭취하도록 짜이며 계절별로 특색 있게 준비한다.
(사례: 봄철)

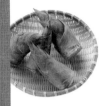

월요일

아침 호박죽, 감자구이, 찐단호박, 현미쑥떡, 콩국, 해바라기씨, 사과

점심 현미녹두밥, 두부찌개, 부추김무침, 느타리버섯볶음, 콩고기완자, 야채탕수, 땅콩조림, 양배추샐러드, 화이트소스 두릅나물, 생야채, 김치, 과일 외 1종

저녁 7분도현미밥, 팥빵, 김치찌개, 열무김치, 과일

화요일

아침 흑임자죽, 고구마구이, 양파구이, 호박씨, 현미콩시루떡, 콩국, 사과

점심 현미보리밥, 된장국, 도토리묵, 콩나물, 시금치나물, 호박나물, 도라지볶음, 고사리볶음, 무생채, 약고추장, 계란후라이, 김치, 과일

저녁 카레라이스, 미소된장국, 흰죽, 김치, 과일

수요일

아침 녹두죽, 감자구이, 찐단호박, 현미인절미, 잣, 콩국, 사과

점심 현미양대밥, 냉이국, 버섯잡채, 콩고기탕수, 더덕구이, 호박전, 미나리겉절이, 쑥갓무침, 쌈다시마, 생야채, 김치, 과일 외 1종

저녁 7분도현미밥, 도라지만두, 김치, 과일

목요일

아침 들깨죽, 고구마구이, 양파구이, 현미호박떡, 아몬드, 콩국, 사과

점심 현미율무밥, 시금치국, 함지쌈, 콩불고기, 송이버섯볶음, 가지구이, 연근조림, 엄나무순, 열무겉절이, 생야채, 김치, 과일 외 1종

저녁 미역죽, 야채햄버거, 김치, 과일

금요일

아침 팥죽, 흑미떡, 감자구이, 찐단호박, 땅콩, 콩국, 사과

점심 현미서리태밥, 배추국, 버섯탕수, 콩고기말이, 무조림, 야채전, 양배추찜, 도라지무침, 야채샐
러드, 오가피나물, 생야채, 과일 외 1종

저녁 7분도현미밥, 통밀수제비, 호박볶음, 김치, 과일

토요일

아침 잣죽, 현미절편, 고구마구이, 양파구이, 바나나, 콩국, 사과

점심 현미땅콩밥, 미역국, 비트조림, 연근전, 베지미트탕수, 돈나물, 깻잎절임, 취나물, 오이선, 생
야채, 김치, 과일 외 1종

저녁 7분도현미밥, 맑은장국, 통밀식빵, 김치, 과일

일요일

아침 아몬드죽, 고구마구이, 찐양파, 현미모듬떡, 콩국, 은행구이, 사과

점심 현미팥밥, 쑥국, 콩불고기, 우엉조림, 녹두전, 산야초 샐러드, 산나물무침, 생야채, 마구이, 브
로콜리 볶음, 김치, 과일 외 1종

저녁 7분도현미밥, 통밀국수, 김구이, 김치, 과일

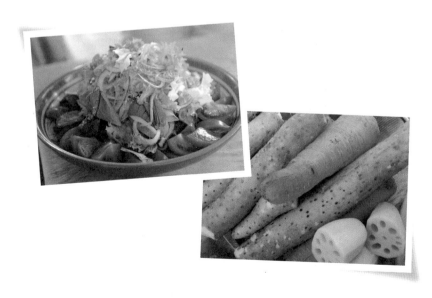

요양원 하루 일과표

시간	내용
오전 06:00~오전 07:00	기상해 물 두 컵 마시고 잠자리 정돈
오전 07:00~오전 07:30	아침체조
오전 07:30~오전 08:30	영양 고려한 아침식사(임금같이)
오전 08:30~오전 09:30	가벼운 산책 및 휴식(웃으면서 즐겁게 담소하면서)
오전 09:30~오전 11:00	운동 (등산 산책) (물 500~800cc마심)
오전 11:00~오후 12:30	샤워 및 휴식
오후 12:30~오후 01:30	맛있는 점심식사 (왕비같이)
오후 01:30~오후 03:00	휴식 및 개인생활
오후 03:00~오후 05:30	한방치료, 침, 뜸, 편백나무 효소찜질, 소금찜질, 온열찜질, 주열치료, 풍욕, 일광욕, 웃음치료, 노래방 등 자신에게 맞는 방법 선택(아무 것도 안 해도 됨)
오후 05:30~오후 06:30	소화가 잘되는 저녁식사(왕자같이)
오후 06:30~오후 07:00	산책 및 휴식
오후 07:00~오후 08:00	건강강의 (하루 중 가장 유익하고 중요한 시간)
오후 08:00~오후 09:00	사랑방에 모여 담소하고 즐기면서 행복한 하루를 마무리
오후 09:00부터	안락하고 편안한 잠자리에서 몸이 다시 태어나는 행복한 경험

(물론 이 시간표는 개인이 각자 사정에 따라서 얼마든지 자유롭게 조절)

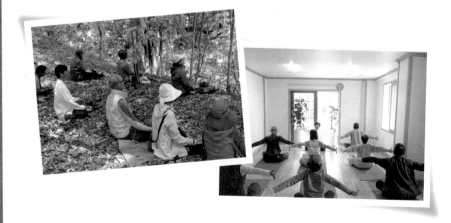

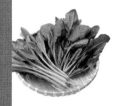

자연식의 집에는 먹어서 약이 되는 무공해 야채농장이 있습니다. 농약과 비료를 전혀 사용하지 않은 건강한 땅에 발효퇴비를 듬뿍 주어서 재배한 30~50종의 약이 되는 채소들이 텃밭에서 자라고 있습니다.

자연이 선사하는 약, 다시 말해 야채들이 가지고 있는 특효성분인 비타민, 미네랄, 섬유질을 충분히 섭취하려면 야채를 하루에 300g은 먹어주어야 합니다. 이곳에서는 건강한 토양에서 충분한 햇볕을 받으며 자라 생리활성물질이 풍부한 야채가 생산됩니다.

밀순, 보리순, 케일, 컴프리, 비트 등 녹즙용 야채와 토종상추, 치커리, 쑥갓, 양상추, 컬리플라워, 브로콜리, 양배추 등의 생야채가 탐스럽게 자랍니다. 그밖에 오이, 고추, 토마토 등의 열매채소와 시금치, 근대, 아욱, 곤달비, 머위, 달래, 토란, 파, 부추, 오크라, 참마, 순무, 무, 열무, 배추, 야콘, 고구마, 옥수수, 피마자, 호박, 콩 등이 재배되며 자연식의 집 식구들은 모두 이곳에서 키우는 야채만 먹습니다.

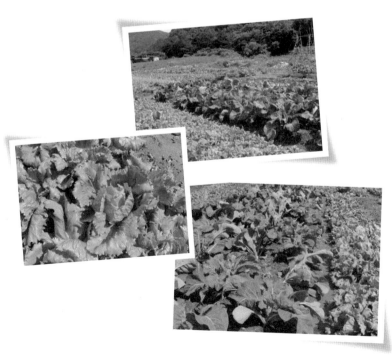

암을 예방하고 면역력을 높이는 자연식 체험행사

2박 3일
4박 5일
9박 10일

암을 극복하고 인체의 면역력, 자연치유력을 높이는 자연식이 요법으로 20년을 노력해 온 '좋은 세상 자연식의 집'은 2박3일, 4박5일, 9박10일 등 다양한 일정으로 자연식 체험행사를 연중 실시하고 있습니다.

이 행사에는 암 환자들의 몸과 마음의 회복을 돕기 위해 최선을 다해 온 경험을 바탕으로 자연식을 한 차원 더 높여서 곡식을 발아시켜 만든 식단을 준비하였습니다.

현미와 잡곡을 발아(싹틔움)시켜서 음식을 만들면 맛과 향은 물론이고 영양소도 많아지고, 소화 흡수가 잘 되어서 암 투병 중인 환자의 체력관리와 면역력 증강에 많은 도움이 되고, 예방에도 크게 도움이 될 것입니다.

아무리 훌륭한 항암치료도 면역력이 무너지면 효과를 볼 수 없으며, 체질이 개선되면 면역력과 자생력이 강해져서 암을 예방할 수 있고 재발의 위험성도 줄일 수가 있습니다.

좋은 세상 자연식의 집 원장 김슬임 | 식이요법전문가

추천전문의 박진생 | 정신건강의학과 전문의 · 박진생신경정신과원장
이재수 | 신경외과 전문의 · 이재수신경외과원장

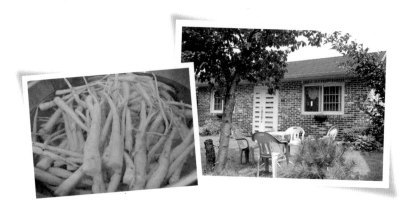

특전

(1) 물 좋고 공기 좋은 경주 산내면 자연식의 집에서 숙박

(2) 항암효과와 면역력을 증강하는 자연식 제공(현미발아식) 및 만드는 법 전수

(3) 국내최고의 탄산온천으로 꼽히는 가지산 유황온천 입욕(입욕료 주최측 부담)

(4) 특허 천일염 소금 Good of Salt 세트(판매가 4만원) 무료증정

• 인원 : 매회 30명 내외 (전화 또는 이메일 접수)

• 회비입금계좌 : 농협 (721141-51-061164   예금주: 김순임)

• 장소 : 경주시 산내면 문복로 498-12 좋은세상 자연병원

　　　　(KTX 울산역에서 자동차로 20분 거리, 시작 30분 전까지 울산역에 차량대기)

• 예약문의 : Tel 054-753-9997   Fax 054-751-5788

　　　　　　Email fum9088@hanmail.net

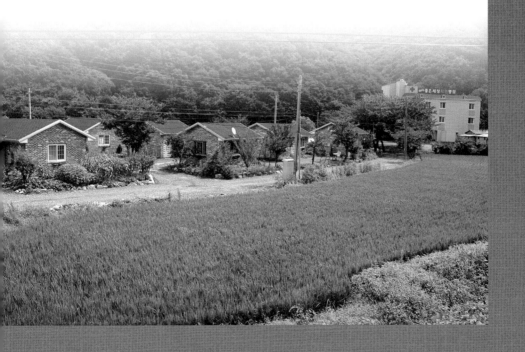

자연식의 집이
걸어온 길

1995년 7월 경북 영천시 임고면 삼매리에서 〈영천 뉴스타트 요양원〉으로 출발했다. 병원에서 치료가 어렵다는 말을 들은 말기 암 환자나 난치성 질환으로 고생하는 환자들을 대상으로 힘든 첫걸음을 내디뎠다. 병원에서 가망 없다는 판정을 받은 환자들이 찾아와 기적처럼 완치되는 일이 많아지면서 입소문을 타고 환자들의 수가 크게 늘기 시작했다.

1988년 대구 – 포항간 고속도로가 요양원 앞으로 지나가게 되어 할 수 없이 지금의 경주시 산내면으로 이전했다. 이곳은 영남의 알프스라 불리는 영남 7봉이 한 곳에 모여 있는 아름다운 고장으로 자연식의 집은 고헌산(1033m)과 가지산, 문복산(1014m) 자락 해발 500m에 위치해 있다. 찾는 환자의 수가 꾸준히 늘어 2004년 3월 〈자연식의 집 좋은 세상 연수원〉으로 이름을 바꾸었고, 2014년 1월 24일 암 환자 식이요법 전문병원인 의료법인 좋은세상의료재단 〈좋은세상 자연병원〉으로 새롭게 출발했다.

경북 경주시 산내면 문복로 498–12 우780–882
대표전화 : (054)753–9997 팩스 : (054)751–5788
www.좋은세상자연병원.com
www.o2n.co.kr (자연식의집 좋은세상연수원)

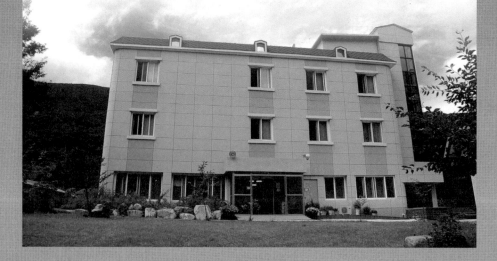